Die zweiten 50 Biogena-Erfolgsgeschichten

Die zweiten 50 Biogena-Erfolgsgeschichten

Welcome to Yourself – Wie Mikronährstoffe dein Leben verändern können

Im Auftrag der MIRACON Science GmbH

MIRACON SCIENCE

Institut für Mikronährstoffe
und Nutritivmedizin

Abbildungsnachweis:

Getty Images: S. 2, 34, 35, 66, 67, 100, 101, 110, 111
Shutterstock: S. 12, 13, 48, 49, 89, 81

1. Auflage, 2022

Umschlag: Biogena
Umschlagfoto: Shutterstock
Grafik: Biogena Management Holding GmbH Strubergasse 24 5020 Salzburg, Österreich
Projektbetreuung: Verlagsagentur Mag. Michael Hlatky, Vasoldsberg
Druck & Bindung: FINIDR, s.r.o., 73701 Český Těšín
Printed in Czech Republic

Aus Gründen der leichteren Lesbarkeit – vor allem in Hinblick auf die Vermeidung einer ausufernden Verwendung von Pronomen – haben wir uns dazu entschlossen, alle geschlechtsbezogenen Wörter nur in eingeschlechtlicher Form – der deutschen Sprache gemäß zumeist die männliche – zu verwenden. Selbstredend gelten alle Bezeichnungen gleichwertig für Frauen.

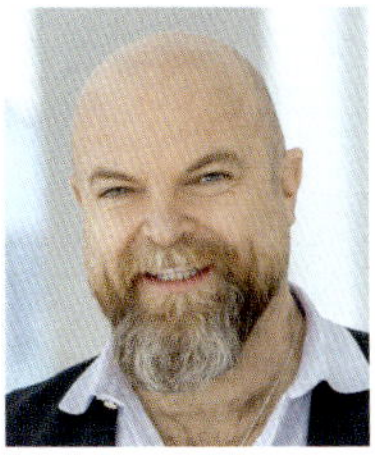

Dr. Albert Schmidbauer

Gründer und CEO
Biogena Group

Warum wir Biogenas unsere Mission lieben und Good Health and Well-being so wichtig ist

Vor vielen Jahren hat mich – durch einige persönliche Erfolgsgeschichten in meiner Familie und von Freunden – die Leidenschaft für Mikronährstoffe und Gesundheit erfasst. Und das Feuer lodert immer noch heftig: Menschen dabei zu helfen, jeden Tag in voller Gesundheit und mit voller Leistungsfähigkeit ihr Potenzial zu entfalten, ist mehr als eine Geschäftstätigkeit; es ist eine Mission.

Eine Mission, die in der Zwischenzeit von vielen Menschen mitgetragen und weiterentwickelt wird, sei es in der direktesten Form als engagierte Kollegin und Kollege in der Biogena Group oder als Ärztin oder Therapeut, als Franchisenehmer oder Kooperationspartner oder als Biogena-Botschafter.

Dieser Community ist **welcome to yourself** zur mitreißenden Leitidee geworden, also das wahrhaftige Erkennen und Umsetzen der eigenen Möglichkeiten, die Potenzialentfaltung, Überwindung von Komfortzonen und die konsequente Verfolgung von Gesundheits- und Lebenszielen auf dem Weg zu einem fantastischen Leben, das von Freude, Sinn und Liebe geprägt ist, in voller geistiger, seelischer und spiritueller Gesundheit.

Davon kann es nie genug geben – das ist einer der wenigen Bereiche, wo mehr niemals schädlich sein kann. Es kann nicht genug Menschen geben, deren Leben von Sinn, Freude, Gesundheit und Solidarität geprägt ist. Wir atmen alle die gleiche Luft, leben auf einem faszinierenden Planeten und sollten in respektvoller Haltung Mensch und Planet gegenüber durch das Leben gehen.

*„Your life is not about you. Rather it's about the lives of every single person you touch and finally lift up."**

Die eigene Potenzialentwicklung ist fernab eines eigennützigen Selbstzweckes. Im Gegenteil, **welcome to yourself** hat seine höchste Sinnstufe dann erreicht, wenn die eigene Potenzialentfaltung in die Entwicklung und ins Heben anderer Menschen mündet, wenn wir mit unserer eigenen Entwicklung dazu beitragen, anderen zu helfen, ein fantastisches Leben zu führen.

Ich wünsche allen Lesern Inspiration und hoffe, dass viele Menschen in den Erfolgsgeschichten Anregungen für die ersten Schritte in Richtung Good Health and Well-being finden. In diesem Sinne: Welcome to yourself.

Dr. Albert Schmidbauer
Gründer und CEO Biogena Group

*sinngemäß aus „The Buddha and the Badass", Vishen Lakhiani

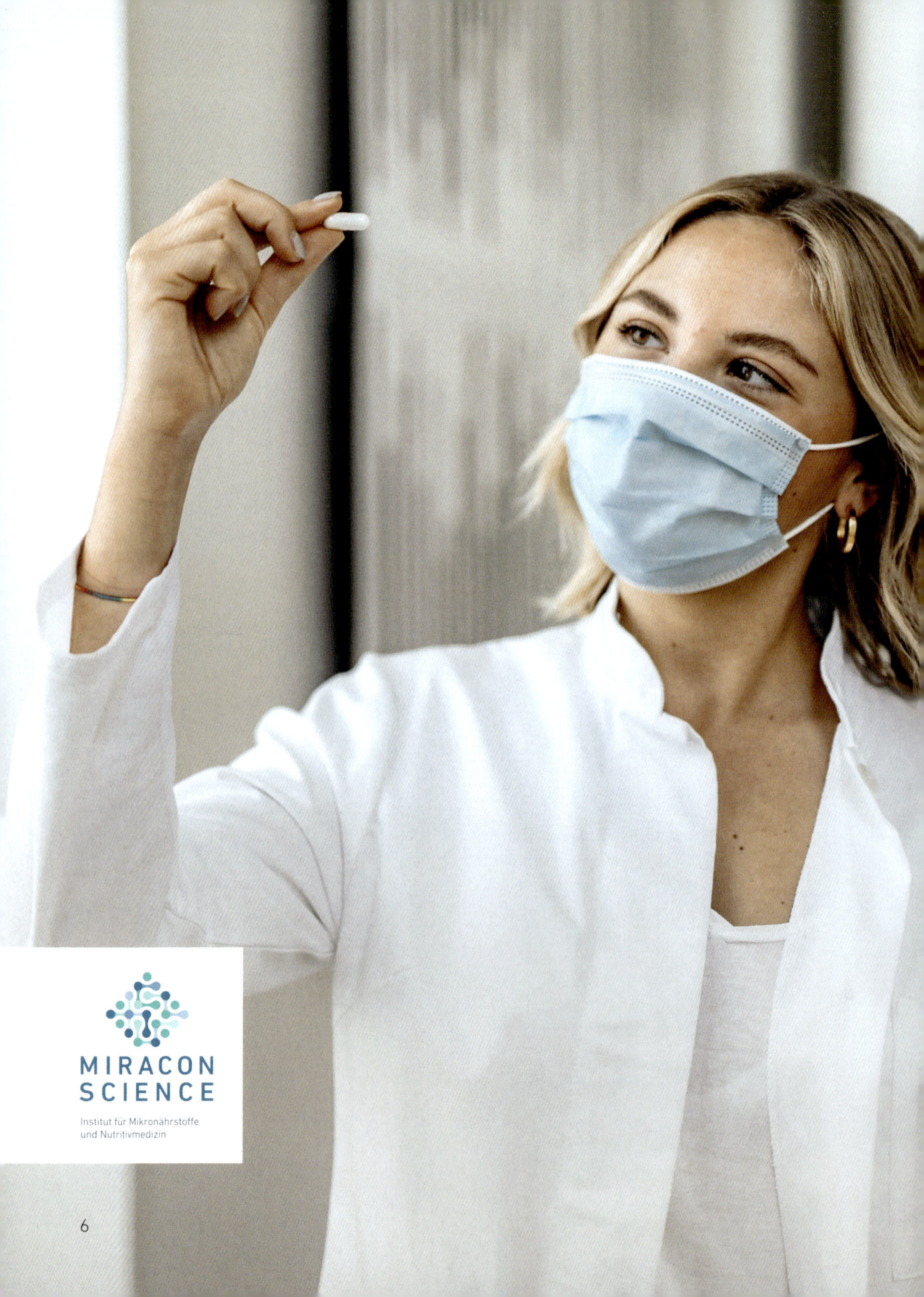
MIRACON
SCIENCE
Institut für Mikronährstoffe
und Nutritivmedizin

MIRACON Science – das Institut für Mikronährstoffe und Nutritivmedizin

Wir, das 27-köpfige Team der MIRACON Science, sind leidenschaftliche Expertinnen und Experten aus den umfangreichen Fachbereichen der Naturwissenschaften (Biologie, Genetik, Ernährungswissenschaften), Pharmazie u. v. m. Tagtäglich tauchen wir mit geballter Kompetenz und ganzheitlicher Ausrichtung in die Welt der Nutritivmedizin, Mikronährstoffe und Diagnostik ein. Über eigene Anwendungsbeobachtungen, Studien, internationale Forschungstätigkeiten, die Zusammenarbeit mit Universitäten sowie Forschungseinrichtungen, Literaturrecherchen, den Aufbau unserer Wissensdatenbank und Tätigkeiten im Digital-Health-Bereich erarbeiten wir mit großer Begeisterung die wissenschaftliche Basis für die gesamte Biogena Group und unsere Community. Wir machen uns durch unsere Studien und Anwendungsbeobachtungen einen Namen in der wachsenden Gemeinschaft gesundheitsorientierter Menschen, Ärzte und Therapeuten und möchten ein aktives Stück mehr zur weltweiten Gesundheit und zum Wohlbefinden beitragen. Unsere intensiven Forschungsarbeiten zu vielfältigen Produkten untermauern deren Bedeutung für Gesundheit und Wohlbefinden und erweitern den Blick auf den Wert komplementärer Methoden als Ergänzung zur Schulmedizin. Das Team der MIRACON Science wird diesen Weg mit starkem, kooperativem Fokus und immer im Auftrag der gesundheitsorientierten Menschen, also in Ihrem Auftrag, konsequent weiterverfolgen.

EXPERTEN – MIRACON Science

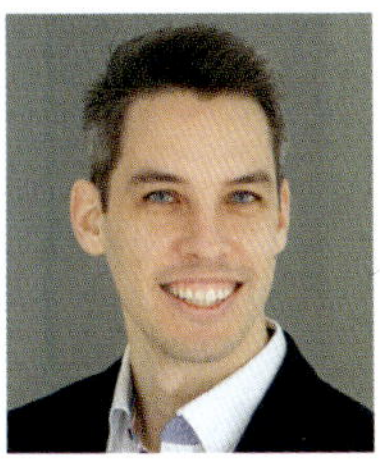

Georg Hofstätter, MSc

Ernährungswissenschaftler und Mitglied des MIRACON-Science-Wissenschaftsteams

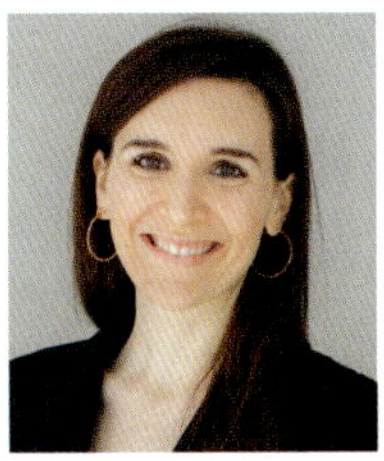

Julia Bintinger, MSc

Ernährungswissenschaftlerin und Mitglied des MIRACON-Science-Wissenschaftsteams

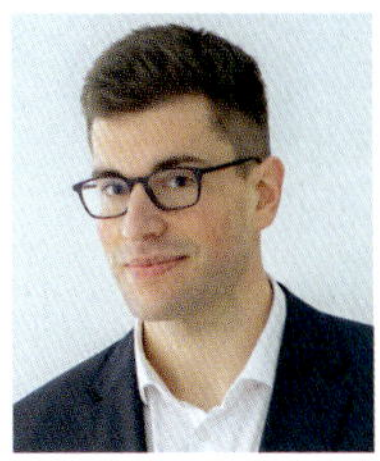

Michael Wäger, BSc, MSc

Biochemiker, Ernährungswissenschaftler und Leiter des MIRACON-Science-Wissenschaftsteams

EXPERTEN – MIRACON Science

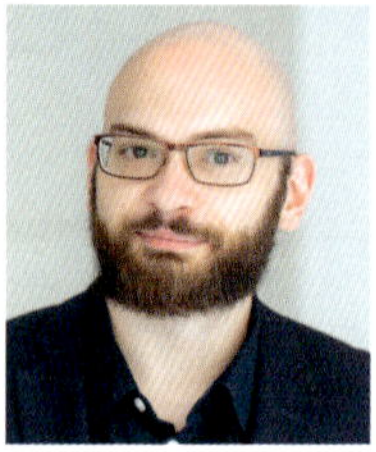

Dr. Michael Kohlberger

Humanbiologe und Mitglied des MIRACON-Science-Wissenschaftsteams

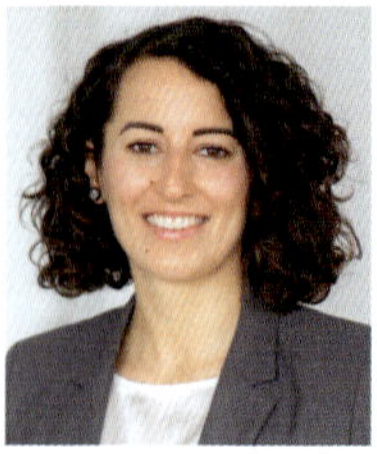

Camilla Freinek, MSc

Genetikerin, Biologin und Mitglied des MIRACON-Science-Wissenschaftsteams

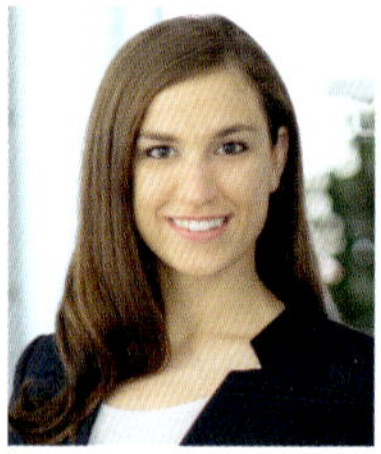

Mag. pharm. Ines Schachenhofer

Pharmazeutin und Mitglied des MIRACON-Science-Wissenschaftsteams

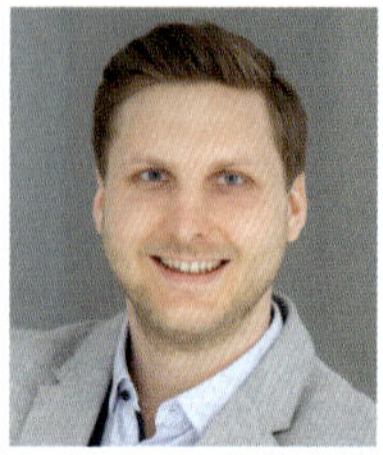

Severin Enengl, BSc, MA

Ernährungswissenschaftler und Mitglied des MIRACON-Science-Wissenschaftsteams

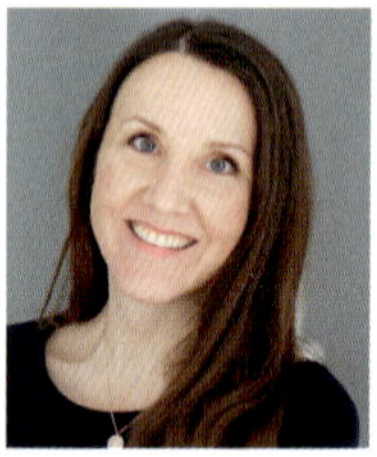

Mag. Margit Weichselbraun

Ernährungswissenschaftlerin und Mitglied des MIRACON-Science-Wissenschaftsteams

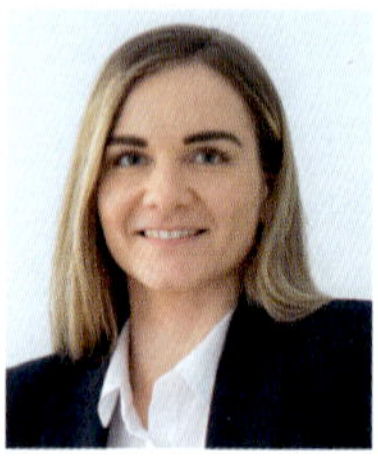

Dipl.-Ing. Sophie Humer

Lebensmitteltechnologin und Mitglied des MIRACON-Science-Wissenschaftsteams

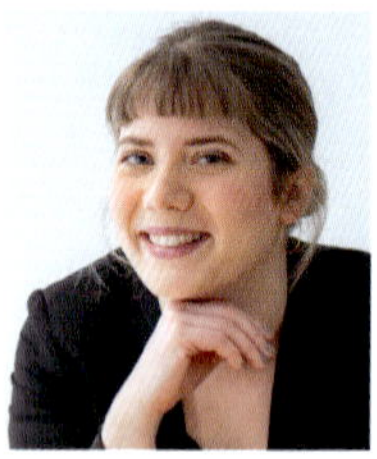

Natalie Lebner, MSc

Ernährungswissenschaftlerin und Mitglied des MIRACON-Science-Wissenschaftsteams

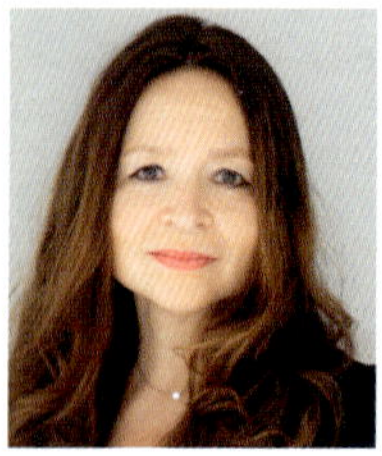

Mag. Diana Apflauer

Ernährungswissenschaftlerin und Mitglied des MIRACON-Science-Wissenschaftsteams

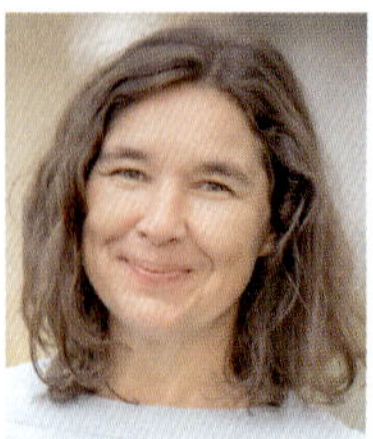

Lisa Ressi, MSc

Dipl. Gesundheits- und Krankenpflegerin und Mitglied des MIRACON-Science-Wissenschaftsteams

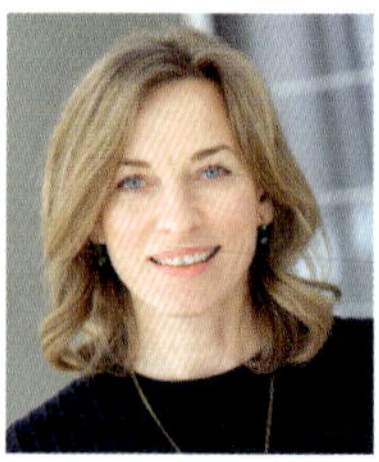

Mag. Kristiina Singer, MSc

Ernährungswissenschaftlerin und Mitglied des MIRACON-Science-Wissenschaftsteams

EXPERTEN – Partnerärzte

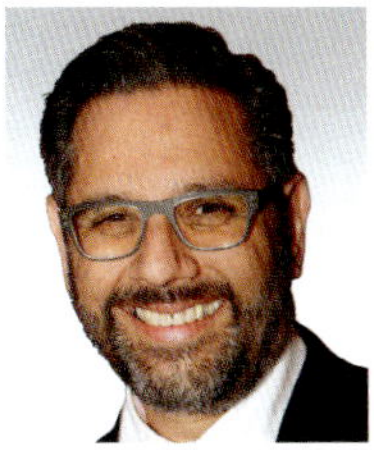

**Dr. med.
Siddhartha Popat**

Arzt für Allgemeinmedizin und Akupunktur,
53562 St. Katharinen, Deutschland

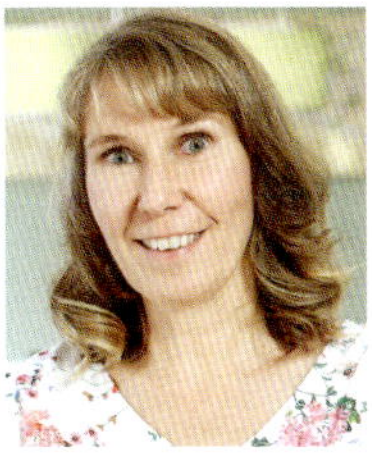

Claudia Curth

Ärztin für Allgemeinmedizin, Naturheilverfahren und Akupunktur,
22393 Hamburg, Deutschland

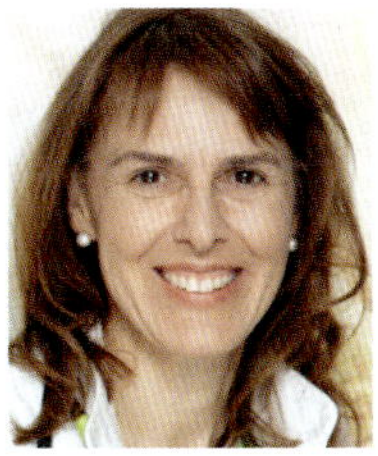

**Dr. med. Andrea
Brabetz-Höfliger**

Fachärztin für Innere Medizin und Orthomolekulare Medizin,
8640 Rapperswil, Schweiz

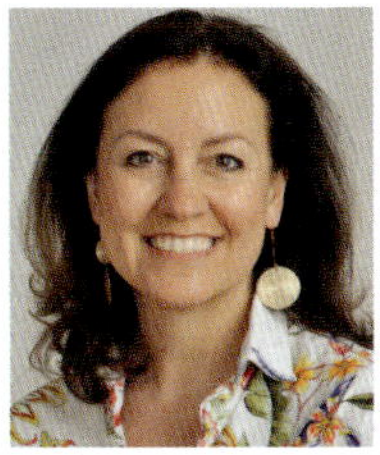

**Dr. med.
Alexandra Knauer**

Ärztin für Allgemeinmedizin, Traditionelle Chinesische Medizin (TCM) und Darmgesundheit,
1010 Wien, Österreich

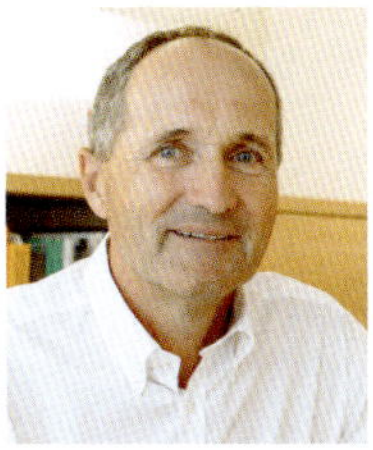

**Dr. med.
Robert Kocher**

Facharzt für Chirurgie und Unfallchirugie,
8750 Judenburg, Österreich

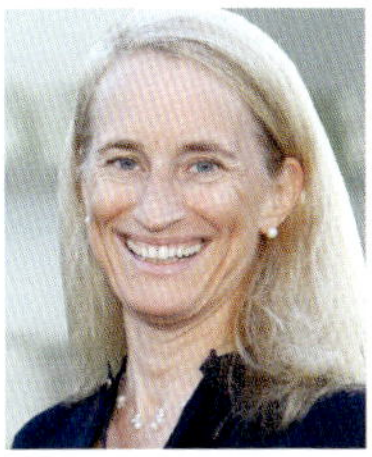

**Dr. med.
Antoinette
J. Föhr-Keller**

Ärztin für Allgemeinmedizin, Präventivmedizin und Orthomolekulare Medizin,
8808 Pfäffikon, Schweiz

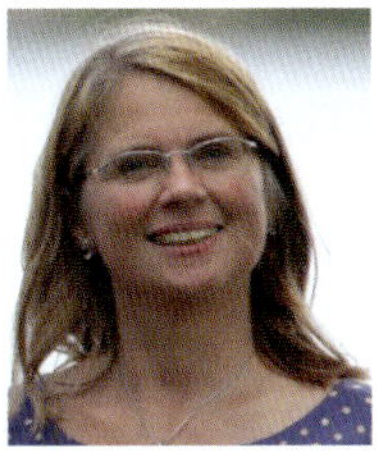

**Dr. med. Tilke
Nonnenkamp**

Ärztin für Allgemeinmedizin und Ganzheitliche Medizin,
80636 München, Deutschland

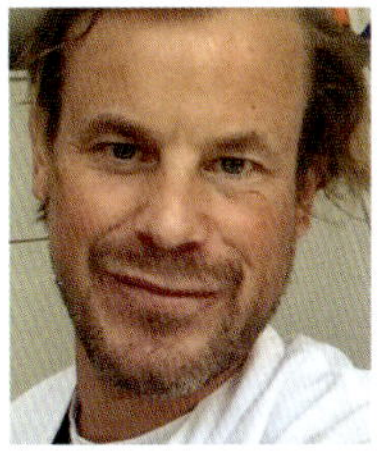

**Dr. med.
Markus Kemper**

Arzt für Allgemeinmedizin und für Gesundheitsförderung und Prävention,
80935 München, Deutschland

INHALT

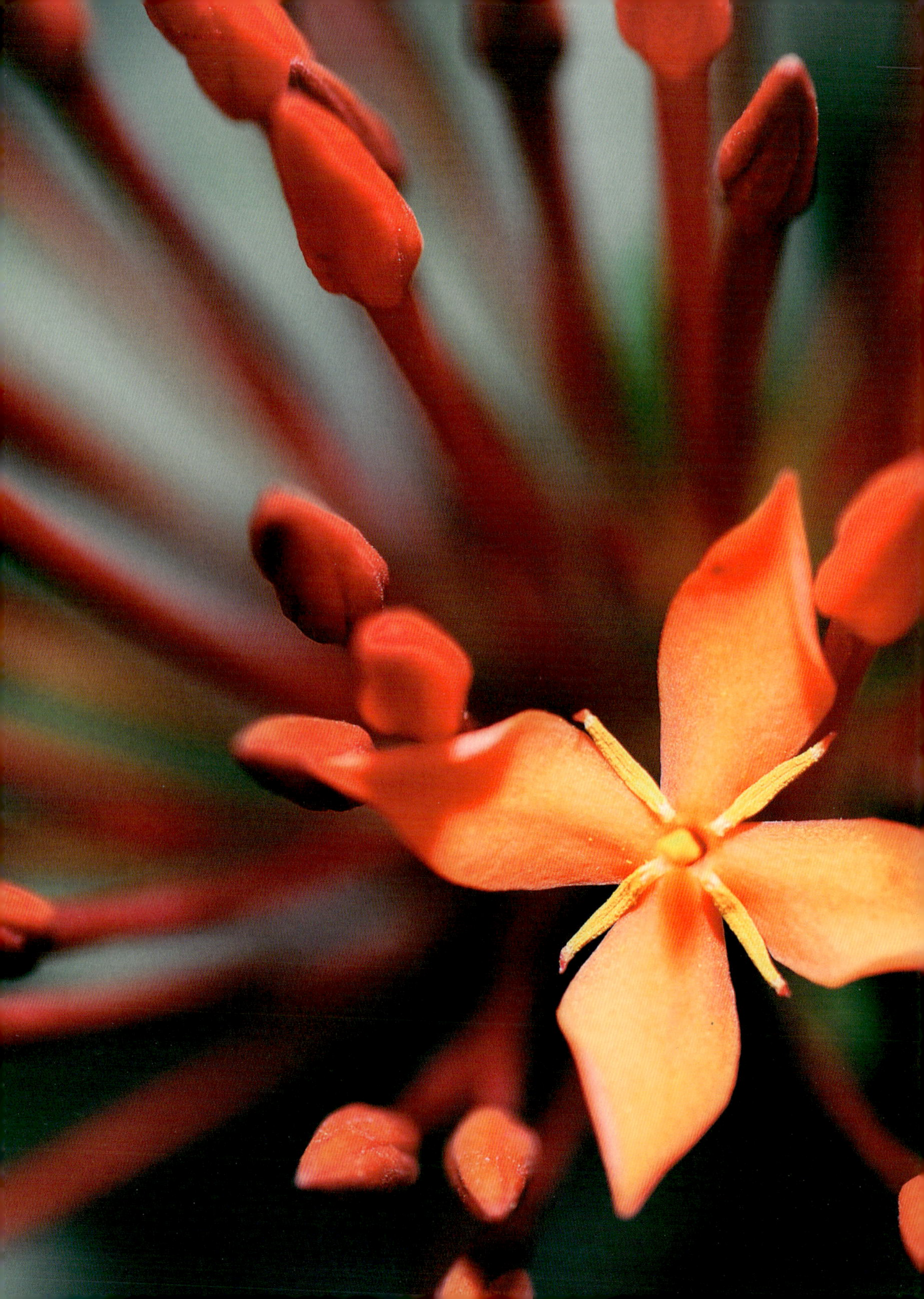

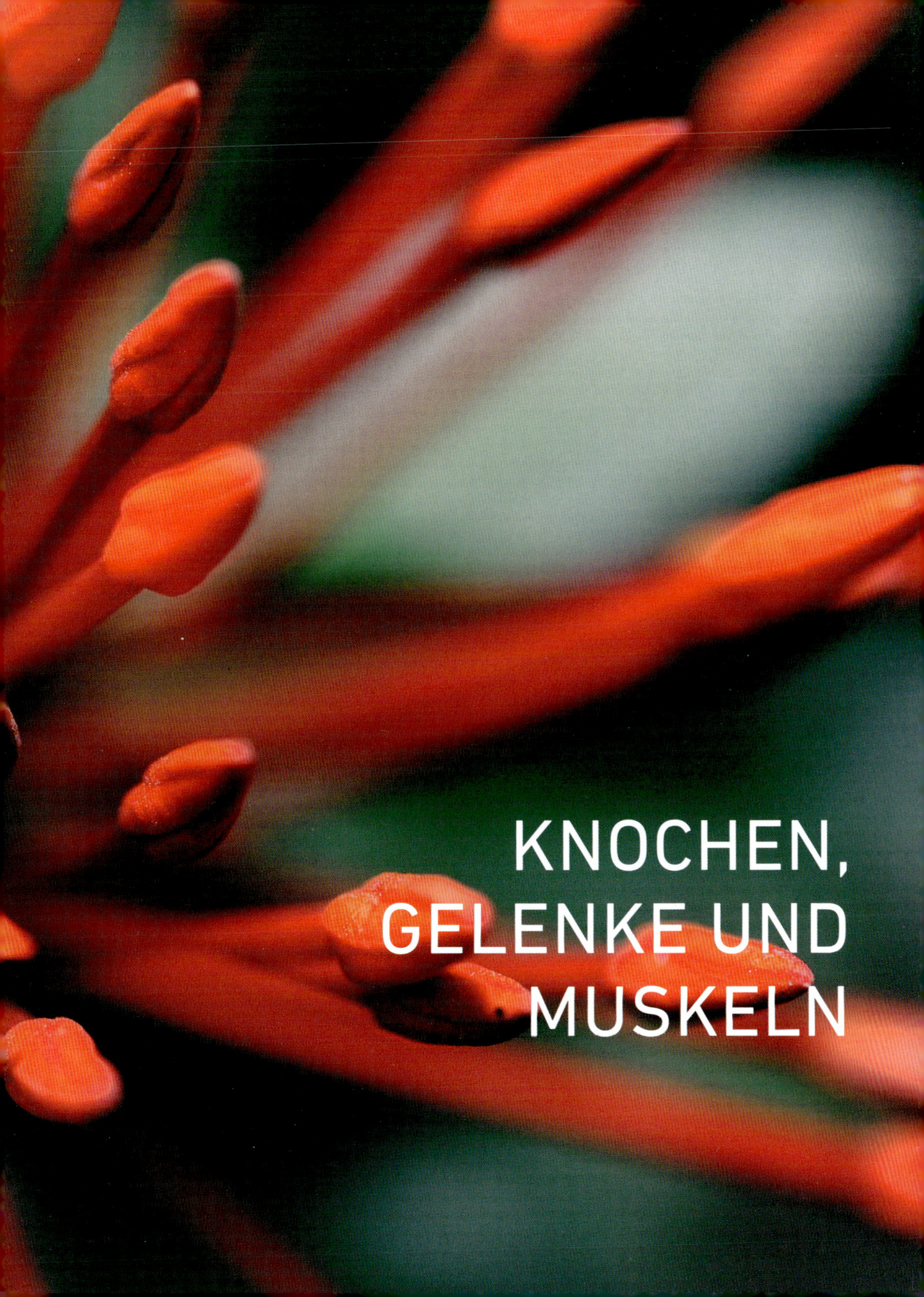

KNOCHEN, GELENKE UND MUSKELN

WEICHTEILRHEUMA

Muskelschmerzen

Luzia

64 Jahre

>> Die Geschichte

2016 erhielt ich die Diagnose Weichteilrheuma, eine Erkrankung der weichen Gewebe des Bewegungsapartes wie Muskeln, Bänder, Sehnen und des Bindegewebes. Für mich ein Schock, aber auch gleichzeitig eine Erleichterung, nachdem ich nun endlich wusste, was mit meinem Körper los war. **Meine Beschwerden waren zu jenem Zeitpunkt so stark, dass ich unter Muskelschmerzen im ganzen Körper litt, die mir sogar das Öffnen der Türe oder das Treppensteigen schwer machten.** Das ging sogar so weit, dass ich mich nachts im Bett nicht umdrehen konnte und das Gewicht der Bettdecke auf mir nicht ertrug. Meine eigene Motivation, die nächsten 20 Lebensjahre unter diesen Voraussetzungen zu leben, war sehr gering; meine Lebensqualität gleich null.

>> Der Weg

Ich suchte Dr. Siddhartha Popat auf, welcher mir erstmals hohe Gaben von Cortison und Schmerzmitteln verabreichte, um meinen andauernden Kreislauf von Schmerzen zu unterbrechen. Zusätzlich wurde ich **mittels Blutuntersuchungen und kinesiologischen Untersuchungen auf das Vorhandensein von Borrelien, Pilzen und Metallen getestet,** die allesamt von Dr. Popat ausgeleitet wurden. Später kamen **zu der konventionellen Therapie noch einige Produkte von Biogena** hinzu, darunter RythmoPlex®, ein Präparat zur Unterstützung meiner Muskulatur, sowie Selen natural, Selen forte, Vitamin B_6 aktiviert P5P, MoFerrin® 21, Zinkcitrat 30, Bor 3 mg und die MSM Formula mit einem schwefelhaltigen Stoff, die allesamt ergänzend helfen sollten, den Entzündungen in meinem Körper entgegenzuwirken.

>> Der Erfolg

Seit letztem Sommer sind meine Schmerzen so weit reduziert, dass das Leben für mich wieder lebenswert ist. Cortison wurde mir das letzte Mal vergangenes Jahr verabreicht, ich brauche es nicht mehr. Für mich nehmen Mikronährstoffe nach wie vor eine wichtige Rolle bei der Erhaltung meiner Gesundheit ein, weswegen ich RythmoPlex®, Vitamin B_6 aktiviert P5P und Zinkcitrat 30 nach wie regelmäßig einnehme. Zusätzlich veranlasst Dr. Popat regelmäßig Blutuntersuchungen, vor allem wenn ich selbst merke, dass die Schmerzen wieder auftreten oder es mir nicht gut geht. Zu Beginn hätte ich mir nie träumen lassen, wie gut es mir trotz dieser Diagnose gehen kann, aber Dr. Popat hat mich eines Besseren belehrt.

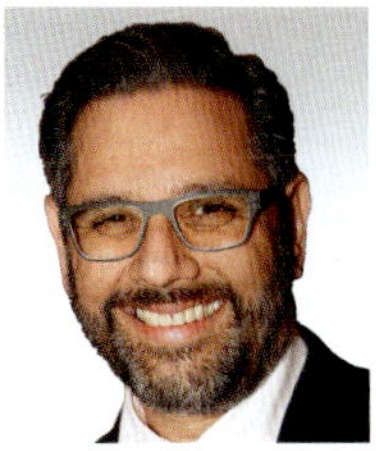

Dr. med. Siddhartha Popat
Arzt für Allgemeinmedizin und Akupunktur,
53562 St. Katharinen, Deutschland

>> Die medizinische Einschätzung
von Dr. med. Siddhartha Popat

Autoimmunerkrankungen jeglicher Art gedeihen in einem Umfeld aus Toxinen. Rheuma zählt zu den Autoimmunerkrankungen und manifestiert sich unter anderem in zunehmenden Entzündungsschüben, die nicht mehr abklingen. Nach einer schulmedizinischen Akutbehandlung sollte man den Entzündungen mittels sanfteren und weniger physiologisch belastenden Substanzen entgegenwirken. Methylsulfonylmethan (MSM) ist eine natürliche entzündungshemmende und schmerzlindernde Substanz. Auch Antioxidantien wie Zink und Selen steuern entzündungsbedingten Oxidantien gegen. Bei Muskelschmerzen helfen Mineralien, wie Magnesium und Kalium, welche die Muskulatur entspannen.

Handlungsempfehlung

Check-ups	(Weitere Infos unter https://biogenadiagnostics.com)
Mikrobiomanalyse, Premium-Mikronährstoff-Check, Autonome Regulationstestung nach Klinghardt	

Mikronährstoffe	Produktempfehlungen
Kalium und Magnesium	RythmoPlex®
Selen	Selen natural, Selen forte
Pyridoxal-5-Phosphat (P5P)	Vitamin B_6 aktiviert P5P
Pflanzliches Eisen und Vitamin C	QuattroFerrin® 21
Zink	Zinkcitrat 30
Bor	Bor 3 mg
Methylsulfonylmethan (MSM)	MSM Formula

RESTLESS-LEGS-SYNDROM (RLS)

Unruhige Beine, Beinkribbeln

Doris
41 Jahre

>> Die Geschichte

Mein Restless-Legs-Syndrom war für mich die Hölle. Kaum legte ich mich hin, verspürte ich eine **innere Unruhe, gefolgt von einem Zucken, das durch den ganzen Körper ging.** Es **raubte mir nicht nur regelmäßig meine Lebensqualität, sondern auch den Schlaf.** Dabei tauchte es immer phasenweise auf und verschwand dann auch wieder. Ich bemerkte es in den unterschiedlichsten Situationen, sogar oftmals nach einem Besuch in meinem Lieblings-Sushi-Restaurant. Obwohl ich meistens keinen Zusammenhang zwischen dem Auftreten des Syndroms und bestimmten Aktivitäten sah, wusste ich, dass mein Vater auch regelmäßig darunter litt und wahrscheinlich eine familiäre Disposition vorliegt. **Als diese Missempfindungen auch noch ins Schmerzhafte übergingen, musste ich handeln.**

>> Der Weg

Durch Arbeitskolleginnen bin ich auf den Nutzen von Mikronährstoffen im Zusammenhang mit dem Restless-Legs-Syndrom gekommen und wollte sie ausprobieren. Dabei waren es **vor allem der Mineralstoff Magnesium und die Aminosäure L-Tryptophan,** welche nicht nur dem Syndrom abhelfen, sondern auch meinen Schlaf unterstützen sollten. Auch wenn diese Mikronährstoffe das Restless-Legs-Syndrom nur vermindert hätten, wäre ich schon bereit gewesen, der Mikronährstofftherapie eine Chance zu geben. Bei jeder beginnenden Unruhe oder Missempfindungen und sobald ich bemerkte, dass das Restless-Legs-Syndrom sich ankündigte, nahm ich sofort Magnesium und L-Tryptophan ein und steuerte präventiv dagegen.

>> Der Erfolg

Die Mikronährstofftherapie war genau das, was mein Körper gebraucht hat. **Mein Restless-Legs-Syndrom gehört der Vergangenheit an.** Wenn ich an all die unzähligen Male denke, die mich diese Erkrankung um den Schlaf gebracht und meinen Alltag beeinträchtigt hat, kommt es mir fast schon absurd vor, wie wirksam zwei einfache Mikronährstoffe sein können. Meine Geschichte zeigt ganz deutlich, wie wichtig eine gute Mikronährstoff-Versorgung für den Erhalt und das Wiedererlangen der Gesundheit sein kann. Bis zum heutigen Tag nehme ich Magnesium und L-Tryptophan ein, wenn ich die klassischen Symptome des Restless-Legs-Syndroms spüre. Und mir geht es gut damit.

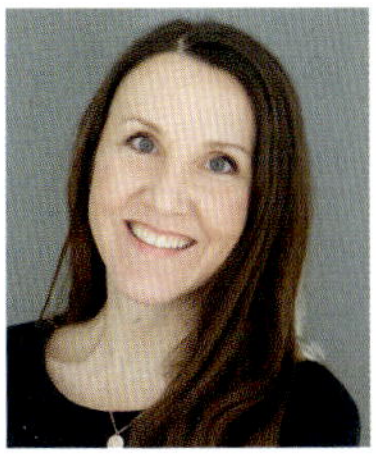

Mag. Margit Weichselbraun

Ernährungswissenschaftlerin und Mitglied des MIRACON-Science-Wissenschaftsteams

>> Die wissenschaftliche Einschätzung

von Mag. Margit Weichselbraun

Tryptophan ist Ausgangsstoff von Melatonin und kann die Melatonin-Produktion optimieren. Melatonin ist als Schlafhormon bekannt und leitet die Schlafphase ein. Eine Erhöhung der Melatonin-Menge vor dem Schlafengehen verhilft somit zu einer früheren Schlafphase. Bei Schlafstörungen ist die Einnahme von B-Vitaminen und Magnesium sinnvoll. B-Vitamine, wie Niacin und Vitamin B_6, verbessern die Schlafqualität. Magnesium entspannt die Muskulatur, hilft Spannungen abzubauen, und reduziert die Freisetzung von Stresshormonen.

Handlungsempfehlung

Check-ups	(Weitere Infos unter https://biogenadiagnostics.com)
Analyse von GABA, Glycin und Taurin im Blut, Premium-Mikronährstoff-Check	

Mikronährstoffe	Produktempfehlungen
Magnesium	**Siebensalz® Magnesium**
L-Tryptophan	**L-Tryptophan 250**

Lifestylemodifikationen

Ein Serotoninmangel stört den Schlaf, da Serotonin als Vorstufe des Schlafhormons Melatonin dient. Die wichtigste Empfehlung für den Serotoninaufbau ist Tageslichtexposition am Morgen bzw. Vormittag, am besten ohne Sonnenbrille und Kontaktlinsen.

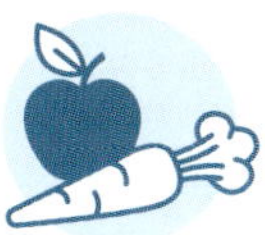

Es gibt eine Vielzahl von Lebensmittel, die Tryptophan enthalten. Um sich glücklich zu Essen und die Melatonin-Produktion zu unterstützen, stehen folgende Lebensmittel ganz oben auf der Liste: Parmesan, Cashewkerne, Camembert, Weizenkeime und Erdnüsse.

Erhöhter Alkoholkonsum senkt nachgewiesenermaßen die Schlaftiefe und führt zu einem weniger erholsamen Schlaf.

ARTHROSE

Knochenmarködem, Knochenzysten

Helga
38 Jahre

>> Die Geschichte

Ich war eigentlich immer ein sehr lebensfroher Mensch, aber als ich **nach einem Skiurlaub im Jahre 2010 kaum noch gehen** konnte, machte ich mir wirklich Sorgen. Mein Arzt diagnostizierte mir ein **Knochenmarködem sowie jede Menge Knochenzysten, welche bis zum Knie hinaufreichten.** Es **folgte eine Operation und eine sehr lange Zeit, in der ich auf Krücken gehen musste.** Diese Zeit schien nicht enden zu wollen. Ich kam von den Gehhilfen einfach nicht weg. **2013 stellte mich mein Arzt dann vor die Wahl, entweder ein künstliches Gelenk oder eine Gelenkversteifung.** Für mich war allerdings beides unvorstellbar; ich war schockiert und suchte einen Ausweg.

>> Der Weg

Über eine Freundin gelangte ich zu Herrn Dr. Robert Kocher, welcher mir eine Eigenblut- und Stammzellentherapie vorschlug. Für mich war sein Ansatz logisch, denn wenn die „Armee" im Blut verstärkte würde, müsste auch der Heilungsprozess unterstützt werden. **Zusätzlich erfolgte regelmäßige Bewegung in Form von individuell abgestimmtem Training, eine konsequente Lifestyle-Änderung auf Basis genetischer Untersuchungen und eine Ernährungsumstellung.** Zum damaligen Zeitpunkt war mein Gelenk praktisch aufgebraucht, die Weichteilsituation am Knöchel laut Dr. Kocher ebenfalls sehr schlecht. Wir starteten die Therapie im Juni 2013 **in Kombination und Vorbereitung mit Biogena-Präparaten,** darunter MSM Formula, Weihrauch 400 und Arthro Formula® 4 Gold, welche die Stammzellen und die Entzündung positiv beeinflussen.

>> Der Erfolg

Wie schnell sich der Erfolg dieser Therapie zeigen sollte, hätte ich selbst nicht geglaubt. **Im Februar 2014 konnte ich wieder Skifahren.** Für mich war die Therapie ein unglaublicher Erfolg, konnte ich doch als eigentlich sportliche Frau so lange Zeit nicht gehen bzw. auch meiner Leidenschaft dem Wandern nicht nachgehen. **Mittlerweile kann ich sogar wieder golfen gehen und auch das Tragen von Stöckelschuhen ist kein Problem mehr für mich.** Das alles wäre ohne Dr. Robert Kocher, den Mikronährstoffen und meiner positiven Lebenseinstellung nicht möglich gewesen. Die Eigenbluttherapie mache ich bis zum heutigen Tag und mir geht es sehr gut dabei.

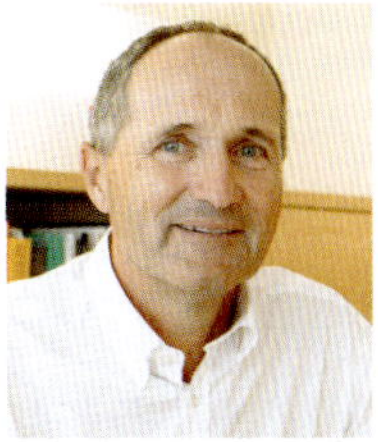

**Dr. med.
Robert Kocher**

Facharzt für Chirurgie
und Unfallchirurgie,
*8750 Judenburg,
Österreich*

>> Die medizinische Einschätzung
von Dr. med. Robert Kocher

Bei der Eigenbluttherapie wird Blut entnommen und speziell aufbereitet. Das so gewonnene Plasma ist reich an Blutplättchen. Dieses plättchenreiche Plasma enthält Wachstumsfaktoren und Stoffe, welche die Entzündung bei Arthrose lindern und die Funktion der Gelenke verbessern kann. Dafür wird das Plasma direkt ins Gelenk gespritzt. Begleitend wirken Naturstoffe wie Weihrauch und Methylsulfonylmethan (MSM) schmerz- und entzündungslindernd. Gelenkunterstützende Stoffe wie Glukosamin, Chondroitin und Hyaluron sind dann die Baustoffe, die der Köper zur Regeneration benötigt.

Handlungsempfehlung

Check-ups	(Weitere Infos unter https://biogenadiagnostics.com)
Bildgebende Verfahren wie MRT	

Mikronährstoffe	Produktempfehlungen
Methylsulfonylmethan (MSM)	MSM Formula
Weihrauch	Weihrauch 400
Vitamin C, Vitamin E, Vitamin D_3, Mangan, Kupfer, Selen, Korallenpulver, Glukosaminsulfat, Chondroitinsulfat, Hyaluronsäure und natives Kollagen	Arthro Formula® 4 Gold

Lifestylemodifikationen

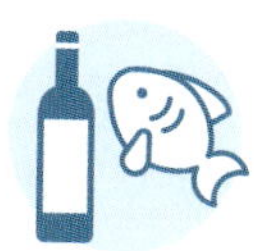

Eine entzündungshemmende Ernährung ist bei chronischen Entzündungsgeschehen immer das Erste, womit man starten sollte: geringe Mengen von Fleisch, einfachem Zucker wie z. B. Haushaltszucker, Weißbrot und Süßigkeiten, dafür mehr Omega-3-Fettsäuren aus fettem Fisch oder pflanzlichen Ölen wie z. B. Leinöl.

FROZEN SHOULDER

Migräne, Gastritis

Birte
52 Jahre

>> Die Geschichte

Gesundheit spielt für mich eine große Rolle, besonders weil ich als psychologische Beraterin und Yogalehrerin tätig bin. Als ich dann **begann, unter einer Frozen Shoulder zu leiden,** und mich dadurch nur eingeschränkt bewegen konnte, musste ich etwas tun. Ich machte zwar meine täglichen Übungen, die auch Abhilfe schafften, aber nur geringfügig. **Dazu kamen Gelenkschmerzen,** welche bei mir erstmalig in den Wechseljahren auftraten und dann stärker wurden. **Ich litt nicht nur unter Knieschmerzen, die Sport fast unmöglich machten, sondern auch unter starker Migräne**. Mit der Schulmedizin allein hatte ich schon mehrfach schlechte Erfahrungen gemacht, weswegen ich diesmal einen anderen Weg gehen wollte.

>> Der Weg

Ich suchte **Frau Claudia Curth** auf, eine Allgemeinmedizinerin, welche aber auch mit Naturheilverfahren und Akupunktur arbeitet. Sie **analysierte nicht nur meinen Mikronährstoffstatus, sondern auch meinen Stuhl und legte mir aufgrund eines Mangels an Lacto- und Bifidobakterien eine Darmsanierung nahe.** Für mich machte das alles Sinn, litt ich doch auch unter einer chronischen Gastritis und einem leichten Reizdarmsyndrom und musste als junge Frau oftmals Antibiotika einnehmen. **Frau Curth empfahl mir eine Reihe von Nahrungsergänzungsmitteln, welche mir bei meinen unterschiedlichen Problemen helfen sollten,** darunter die MSM Formula und das MSM Gel gegen meine Gelenkschmerzen sowie L-Glutamin 3000 und Omni Lactis® 20 Gold, um meinen Darm zu sanieren.

>> Der Erfolg

Ich muss Frau Curth wirklich loben. Durch ihre Behandlung ist mir erst bewusst geworden, wie schlecht es mir eigentlich vorher ging und wie gut ich mich jetzt fühle. **Nach einer Woche Einnahme der MSM Formula gingen meine Gelenksschmerzen stark zurück und auch das L-Glutamin 3000 und die Probiotika zeigten schnell Wirkung. Meinem Magen-Darm-Bereich geht es deutlich besser.** Ich fühle mich energiegeladen und fit, mache gerne Sport und kann auch meiner Tätigkeit als Yogalehrerin wieder beschwerdefrei nachgehen. Von den MSM-Produkten bin ich so begeistert, dass sie nicht nur nach wie vor zu meinem Alltag gehören, sondern ich sie sogar meinen Kunden weiterempfehle.

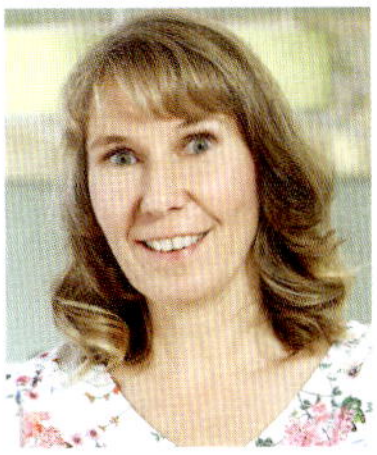

Claudia Curth
Ärztin für Allgemeinmedizin, Naturheilverfahren und Akupunktur,
22393 Hamburg, Deutschland

>> Die medizinische Einschätzung
von Claudia Curth

Bei chronischen Schmerzen im Bereich der Gelenke handelt es sich oftmals um Entzündungen. Da die Gelenke alltäglichen Belastungen ausgesetzt sind, kann es passieren, dass die Entzündungen nicht abklingen. Der schwefelhaltige Stoff Methylsulfonylmethan (MSM) wirkt entzündungshemmend und hilft dem Körper, das Entzündungsgeschehen zu reduzieren. Proteolytische Enzyme wie Bromelain oder Papain wirken regulierend auf die Entzündungskaskaden. Das wussten schon viele Naturvölker und setzten die Papaya (enthält Papain) oder die Ananas (enthält Bromelain) zur Wundheilung ein. Eine Dysregulation des Darms durch eine bakterielle Fehlbesiedelung kann sich in verschiedensten Symptomen manifestieren und Entzündungen fördern. Deshalb ist eine gesunde Darmflora einer der Grundfaktoren für die Gesundheit.

Handlungsempfehlung

Check-ups	(Weitere Infos unter https://biogenadiagnostics.com)
Bildgebende Verfahren wie Röntgen und/oder MRT, Premium-Mikronährstoff-Check	

Mikronährstoffe	Produktempfehlungen
Methylsulfonylmethan (MSM)	MSM Formula, MSM Gel
L-Glutamin	L-Glutamin 3000
Calcium und Natrium	Basogena® 5e Basenpulver
Lacto- und Bifidobakterien und Inulin	Omni Lactis® 20 Gold
Enzym-Komplex und Natriumbicarbonat	DigestioCym® 200 vegan

Lifestylemodifikationen

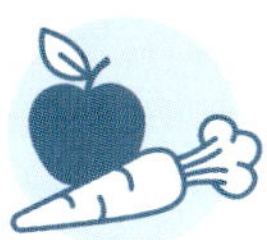

Setzen Sie bei chronischen Entzündungsgeschehen auf eine entzündungshemmende Ernährung: wenig Fleisch, einfacher Zucker wie Haushaltszucker, Weißbrot und Süßigkeiten sowie mehr Omega-3-Fettsäuren aus fettem Fisch oder pflanzlichen Ölen wie Leinöl. Verzichten Sie weitgehend auf Genussmittel wie Koffein und Rauchwaren.

NÄCHTLICHE MUSKELKRÄMPFE

Magnesiummangel, Diabetes Typ 2

Gerhard
81 Jahre

>> Die Geschichte

Mein Vater Gerhard leidet mit seinen 81 Jahren wie leider viele andere ältere Menschen in Österreich an Diabetes Typ 2. Eine Erkrankung, die das Leben der meisten Betroffenen zusätzlich zu den Beschwerden des Älterwerdens belastet. So auch bei meinem Vater. Es waren besonders die **nächtlichen Muskelkrämpfe, die seinen Schlaf regelmäßig unterbrochen und gestört haben.** Teilweise litt er frühmorgens auch unter diesen unangenehmen Kontraktionen der Muskulatur. Als jemand mit Diabetes Typ 2 war die Versorgung mit Magnesium bei meinem Vater immer schlechter als noch zu dem Zeitpunkt, als er gesund war, weswegen er den Mineralstoff regelmäßig einnahm. Seine nächtlichen Muskelkrämpfe blieben aber oft lange bestehen, bevor die Kapseln wirkten.

>> Der Weg

Ich wollte meinem Vater helfen und nach einem Magnesiumpräparat suchen, das leicht zuzuführen wäre und gleichzeitig schnell wirken sollte. Das Magnesium in Kapselform war einfach nicht die richtige Darreichungsform am Abend. Wir suchten nach flüssigen Alternativen. **Als das Flüssigprodukt Vierblatt® Magnesium liquid meines Lieblings-Nahrungsergänzungsmittelherstellers Biogena auf dem Markt erschien, wusste ich, dass es das richtige Präparat für meinen Vater sein könnte.** Diese flüssige Variante des Mineralstoffs beinhaltet die gut bioverfügbare organische Magnesiumverbindung Magnesiumcitratmalat. Andere Zutaten sorgen für einen guten Geschmack, was nicht selbstverständlich ist, wenn man so manche Magnesiumverbindung bereits im Mund hatte.

>> Der Erfolg

Seitdem mein Vater das Vierblatt® Magnesium liquid regelmäßig nimmt, hat er keine Muskelkrämpfe mehr, weder nachts noch morgens. Vorbei ist die Zeit, in der er oft in der Nacht von Kontraktionen geweckt wurde und nicht mehr ruhig im Bett liegen konnte. **Besonders begeistert sind wir beide von der einfachen Einnahme des Vierblatt® Magnesium liquid.** Statt eine Kapsel zu schlucken und auf die Wirkung warten zu müssen, trinkt er jetzt einfach das Flüssigpräparat und bekommt sehr schnell Abhilfe. Ein netter Bonus, abgesehen von seiner gesteigerten Schlafqualtität: Das Elixier aus Hibiskusblüten-, Stevia-, Holunderblüten- und Melissen-Blättern schmeckt ihm auch noch gut.

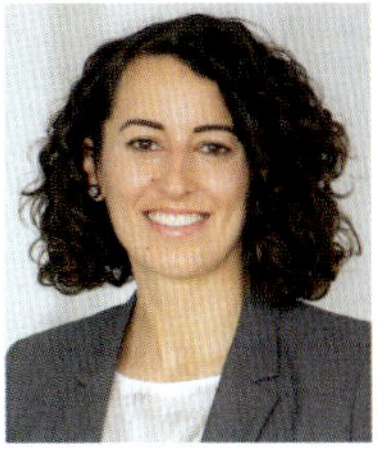

Camilla Freinek, MSc

Genetikerin, Biologin und Mitglied des MIRACON-Science-Wissenschaftsteams

>> Die wissenschaftliche Einschätzung
von Camilla Freinek, MSc

Magnesium ist für den Muskelstoffwechsel von wesentlicher Bedeutung, da die Steuerung der einzelnen Muskelfasern und die Enzymreaktionen im Muskel im hohen Maße von Magnesium abhängig sind. Ein Mangel an Magnesium zeigt sich mitunter in Form Muskelkrämpfen, Muskelverhärtungen und einer schnelleren Ermüdung der Muskeln.

Handlungsempfehlung

Check-ups	(Weitere Infos unter https://biogenadiagnostics.com)
Premium-Mikronährstoff-Check	

Mikronährstoffe	Produktempfehlungen
Magnesium	Vierblatt® Magnesium liquid

Lifestylemodifikationen

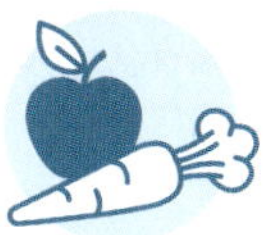

Bei einem Magnesiummangel kann man auf bestimmte Lebensmittel zurückgreifen, die viel Magnesium liefern. Besonders Weizenkleie, Kürbiskerne, Hanfsamen, Leinsamen oder Sonnenblumenkerne eignen sich mit ihrem hohen Magnesiumgehalt dazu. Man kann sie dem Salat beimengen oder in eine Vielzahl von Gerichten integrieren. So kann man die eigene Magnesiumzufuhr erhöhen, ohne die Essgewohnheiten gravierend ändern zu müssen.

ALTERSBEDINGTE MUSKELSCHWÄCHE

Gürtelrose (Herpes zoster)

Rudolf
90 Jahre

>> Die Geschichte

Ich war eigentlich immer ein sehr sportlicher Mensch und habe mich selbst mit Vitamin D und Coenzym Q10 versorgt, um meinen Körper auch im hohen Alter fit zu halten. **Mit Ende 70 erlitt ich einen Unfall, welcher eine Hemiparese (Halbseitenlähmung) zur Folge hatte.** Aufgrund meiner sonst guten körperlichen Verfassung trotz fortgeschrittenen Alters war ich mit dieser Einschränkung dennoch gut auf den Beinen. Erst eine immer **wiederkehrende Gürtelrose (Herpes zoster) machte mir zu schaffen und zerrte an meinen Kräften.** Das machte sich besonders dann bemerkbar, wenn ich auf den Beinen war. Ich fühlte mich schwach und gebrechlich.

>> Der Weg

Ich fragte die **Schwägerin meiner Tochter** um Rat. Sie ist im medizinischen Bereich tätig und von Nahrungsergänzungsmittel und ihrer wichtigen Rolle in der Erhaltung der Gesundheit absolut überzeugt. **Sie empfahl mir die Einnahme von Aminosäuren, um meiner altersbedingten Muskelschwäche entgegenzuwirken** und mir wieder zu mehr Vitalität zu verhelfen. Ich wusste, dass Bewegung auch einen wesentlichen Beitrag zur Unterstützung meines Immunsystem leisten kann, was sich wiederum positiv auf meine wiederkehrende Gürtelrose auswirken würde.

>> Der Erfolg

Binnen weniger Tage konnte ich bereits eine merkliche Verbesserung verspüren. Ich fühlte mich **trotz meiner Bewegungsbeeinträchtigung deutlich agiler und auch kräftiger,** konnte meinen Rollator wieder deutlich leichter führen und erlangte wieder Lebensqualität. Auch ohne Rollator konnte ich mich **viel besser auf den Beinen halten und fühlte mich nicht mehr so schwach.** Meine Geschichte zeigt, dass auch im hohen Alter trotz Einschränkung des Bewegungsapparates agil sein kann. Manchmal braucht es einfach nur eine Unterstützung durch Mikronährstoffe.

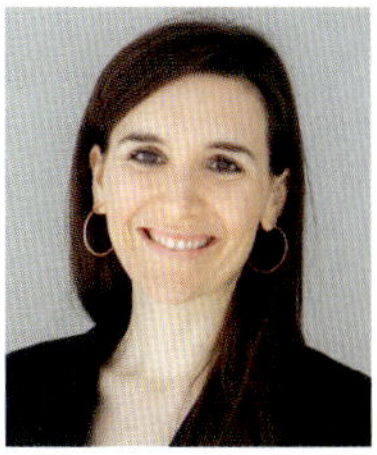

Julia Bintinger, MSc

Ernährungswissenschaftlerin und Mitglied des MIRACON-Science-Wissenschaftsteams

>> Die wissenschaftliche Einschätzung
von Julia Bintinger, MSc

Mit zunehmendem Alter kann es zu einem altersbedingten Muskelschwund kommen. Neben einer grundsätzlich verminderten Mobilität können Situationen, in denen man ans Bett oder den Stuhl gefesselt ist, diesen Vorgang beschleunigen. Deshalb ist es wichtig, auch im hohen Alter in Bewegung zu bleiben oder wenn nötig einem Muskelschwund mit Physiotherapie entgegenzuwirken. Dabei unterstützt eine gezielte Zufuhr von Aminosäuren den Körper dabei, die verloren gegangene Muskelmasse wieder aufzubauen oder ausreichend Muskelmasse zu erhalten. Zusätzlich ist eine Coenzym-Q10-Zufuhr besonders in hohem Alter eine Möglichkeit, der natürlichen altersbedingten Abnahme der Coenzym-Q10-Spiegel entgegenzuwirken und den Energiehaushalt zu unterstützen. Ab dem 65. Lebensjahr ist ein regelmäßiger Mikronährstoff-Check förderlich, da sich mit zunehmendem Alter die Lebensumstände, wie das Ernährungsverhalten, Bewegung und Sport, sowie die Physiologie verändern können. Um lange gesund und agil zu bleiben, haben Sie immer ein Auge auf die Mikronährstoffversorgung.

Handlungsempfehlung

Check-ups	(Weitere Infos unter https://biogenadiagnostics.com)
Premium-Mikronährstoff-Check, All-In-Check	

Mikronährstoffe	Produktempfehlungen
Ubiquinol, Vitamin E, Sonnenblumenlecithin und Riboflavin	Ubiquinol CoQ10 100 mg vegan Gold
Vitamin D	Vitamin D 2000 DUO Gold
Essenzielle Aminosäuren	Aufbau Formula B-MAP® 12

Lifestylemodifikationen

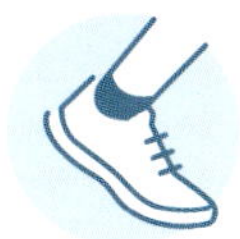

Um die Muskelmasse gerade bei älteren Menschen so gut wie möglich zu erhalten, ist ein ausreichendes Maß an Bewegung nötig. Kommt es zu Bewegungseinschränkung kann sich die Muskelmasse schnell reduzieren und der Wiederaufbau vergleichbar lange dauern. Deshalb sollte der Aufbau wichtiger Muskelstrukturen nach Verletzungen oder bei Bewegungseinschränkungen mithilfe physiotherapeutischer Übungen gesichert werden, wenn der körperliche Zustand es zulässt.

OBERSCHENKELFRAKTUR

Osteoporose, nächtliche Wadenkrämpfe

Elisabeth
70 Jahre

>> Die Geschichte

1996 – **mit gerade 45 Jahren – rutschte ich im Winter aus und brach mir den Oberschenkelknochen.** Es folgte eine schwere Operation, schmerzstillende Medikamente und etliche Physiotherapien. Bei den Kontrolluntersuchungen lagen meine Knochendichte-Werte immer im Normalbereich. Erst **als ich viele Jahre später an einer Biogena-Studie zum Thema Knochendichte teilnahm, zeigte sich bei der Messung eine Verminderung der Knochendichte (Osteopenie),** zum Teil lagen die Werte sogar im osteoporotischen Bereich. Zusätzlich plagte mich eine Arthrose im Knie, in der Hüfte und den Fingern. Vor allem jene im Knie war mit starken Schmerzen verbunden.

>> Der Weg

Das Ergebnis meiner verminderten Knochendichte ließ mich schnell handeln. **Ich nahm sechs Monate am Stück drei Kapseln Osteo Calbon Komplex® Gold pro Tag ein.** Außerdem konzentrierte ich mich auch auf meine Arthrose, achtete auf mein Gewicht und griff zu Arthro Formula® 4 Gold, um vor allem den Knieschmerzen entgegenzuwirken. An Tagen, an denen ich viel auf den Beinen war, verspürte ich oft nächtliche Wadenkrämpfe. Ich wusste, dass mein Körper **auch Magnesium brauchte, um meine normalen Muskelfunktion zu unterstützen,** und nahm auch das MSM Gel ein, wenn ich an dem Tag besonders lange spazieren war.

>> Der Erfolg

Bei der erneuten Knochendichte-Messung der Biogena-Studie zeigte sich der Erfolg auf ganzer Linie: **keine Verschlechterung der Werte, ganz im Gegenteil: Sie hatten sich sogar verbessert.** Seither lasse ich zweimal im Jahr meine Knochendichte messen und jedes Mal zeigt sich entweder eine Verbesserung oder eine Stagnierung – ein voller Erfolg für mich. **Meine Arthrose halte ich mit Arthro Formula® 4 Gold ebenfalls in Schach. Ich bin seither schmerzfrei.** Durch die Einnahme von Magnesium gehörten die nächtlichen Wadenkrämpfe schnell der Vergangenheit an und auch das MSM Gel hilft mir sehr. Als aktiver Mensch, der gerne spazieren geht, ist für mich Bewegungsfreiheit Lebensqualität und steht an oberster Stelle. Dank der Mikronährstoffe ist mir das trotz meiner schweren Fraktur vor 25 Jahren möglich.

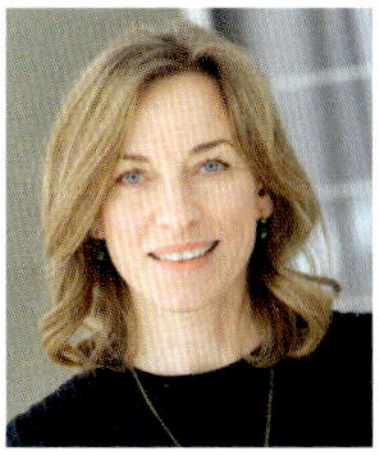

Mag. Kristiina Singer, MSc

Ernährungswissenschafterin und Mitglied des MIRACON-Science-Wissenschaftsteams

>> Die wissenschaftliche Einschätzung

von Mag. Kristiina Singer, MSc

Osteoporose kann verschiedenste Ursachen haben: zunehmendes Alter, Hormonveränderungen, die Ernährung, zu wenig Bewegung oder auch eine länger andauernde Medikamenteneinnhame. Der Körper baut Knochen auf und gleichzeitig wieder ab und ist somit in einem ständigen Erneuerungsprozess. Damit es nicht zu einem Ungleichgewicht zwischen Auf- und Abbau kommt, ist es wichtig, den Körper mit allen Stoffen, die er für den Knochenstoffwechsel benötigt, in ausreichender Menge zu versorgen. Hat der Körper dauerhaft zu wenig Baustoff, kann er nicht mehr ausreichend Knochen aufbauen, und so kann es zu einem stetigen Abbau der Knochendichte kommen. Calcium und Phosphor sind Teil des Hydroxylapatits. Silizium ist wichtig für das Bindegewebe. Zusätzlich sind Vitamin D, Vitamin K und Bor besonders an der Regulation des Hormon-, Knochen – und Mineralstoffwechsels beteiligt.

Handlungsempfehlung

Check-ups	(Weitere Infos unter https://biogenadiagnostics.com)
Messung der Knochendichte (Osteodensitometrie) mittels DXA (Dual Energy X-Ray Absorptiometry), Quantitative Computertomografie (QCT), Premium-Mikronährstoff-Check	

Mikronährstoffe	Produktempfehlungen
Ossein-Hydroxyapatit, Calcium, Bor, Vitamin K_2, Bambus-Extrakt	**Osteo Calbon Komplex® Gold**
Vitamin C, Vitamin E, Vitamin D_3, Mangan, Kupfer, Selen, Korallenpulver, Glukosaminsulfat, Chondroitinsulfat, Hyaluronsäure und natives Kollagen	**Arthro Formula® 4 Gold**
Methylsulfonylmethan (MSM)	**MSM Gel**
Magnesium	**Siebensalz® Magnesium**

Lifestylemodifikationen

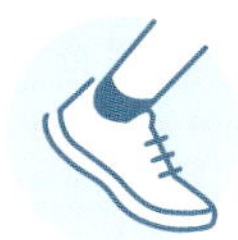

Neben einer ausreichenden Mikronährstoffversorgung ist Sport eine der effektivsten Präventionsmaßnahmen bei Osteoporose. Durch das Bewegen der Knochen, den Druck des Eigengewichtes auf die Knochen und die leichten Erschütterungen beim Laufen werden die Knochen dazu angeregt, sich zu erneuern und zu verdichten.

BÄNDERRISS AM SPRUNGGELENK

Schwellung

Nora

43 Jahre

>> Die Geschichte

Ein Bänderriss am Sprunggelenk machte meiner uneingeschränkten Mobilität ein jähes Ende. Einige Stunden danach zeichneten sich eine klassische tennisballgroße Schwellung ab und es waren auch schnell Hämatome ersichtlich. Eine Vollbelastung war einfach nicht mehr möglich, der Schmerz war einfach zu groß. Nicht nur für jedermann ein Albtraum, sondern besonders für mich **als gastronomische Leiterin zu dem damaligen Zeitpunkt ein absolutes Horrorszenario.** Der dauerhafte Schmerz hat mir auch einiges abverlangt, aber vor allem an meinem Nervenkostüm gezerrt. **Eine schnelle Behandlung inklusive Physiotherapie war schnell klar und ich wusste, wie ich meinem Körper zusätzlich helfen konnte.**

>> Der Weg

Mich begleiteten die Nahrungsergänzungsmittel der Firma Biogena schon seit Längerem, weswegen ich die Regeneration meines Bänderrisses mit gezielter Supplementation durch Mikronährstoffe unterstützen wollte. Aufgrund meines Befundes vom Unfallkrankenhaus (UKH) wusste ich ganz genau, wo ich am besten ansetzten sollte und welche Präparate dafür am besten geeignet sind. **In der akuten Schmerzphase nahm ich täglich DoloZym® forte Gold, Tendo Formula®, Siebensalz® Magnesium und Vitamin B_6 aktiviert P5P.** Anschließend reduzierte ich das DoloZym® forte Gold, weil die Schwellung und auch die Hämatome binnen kürzester Zeit zurückgingen. Das Vitamin B_6 aktiviert P5P nahm ich ein, um mein Nervenkostüm bei dem dauerhaften Schmerz zu unterstützen.

>> Der Erfolg

Es hat ca. zwei Tage gedauert, bis die Wirkung meiner Therapie spürbar war, dafür dann aber sogar auch deutlich sichtbar. Mittlerweile ist die Schwellung zu 80 % weg und ich bin nicht nur fast schmerzfrei, sondern mein Sprunggelenk ist auch wieder besser beweglich. Für mich war und ist die Mikronährstofftherapie gemeinsam mit meiner begleitenden Physiotherapie ein wesentlicher Faktor in der Regeneration meines Bänderrisses und etwas, was ich jedem, der Ähnliches durchmacht, empfehlen würde. Die Präparate enthalten neben Enzymen mit proteolytischen Eigenschaften, die unzählige Stoffwechselprozesse im Körper steuern und beschleunigen, auch Mikronährstoffe zur Unterstützung der Kollagenbildung und der Funktion von Knorpeln und Knochen.

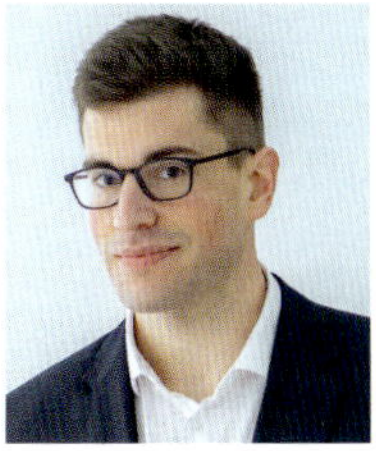

Michael Wäger, BSc, MSc

Biochemiker, Ernährungswissenschaftler und Leiter des MIRACON-Science-Wissenschaftsteams

>> Die wissenschaftliche Einschätzung

von Michael Wäger, BSc, MSc

Seit Hunderten von Jahren werden beispielsweise die Blätter von der Feige und selbstgebraute Getränke aus Papaya oder Ananas zur Heilung von Schwellungen und Prellungen verwendet. Was viele dieser pflanzlichen Heilmittel eint, sind ihre Inhaltsstoffe: proteolytische Enzyme. Diese Enzyme unterstützen den Körper bei einem geregelten Ablauf des Entzündungsgeschehens und den darauffolgenden Reparaturvorgängen. Bei einer Verletzung der Bänder unterstützt die zusätzliche Zufuhr von Kollagen Typ 1 und Mucopolysacchariden den Wiederaufbau der Sehne, denn 95 % des Kollagens der Sehne ist Kollagen Typ 1. Vitamin C und Mangan sind Co-Faktoren in der Kollagensynthese und somit wichtige Begleiter, um schnell wieder Kollagen aufzubauen.

Handlungsempfehlung

Check-ups	(Weitere Infos unter https://biogenadiagnostics.com)
Bildgebende Verfahren wie Ultraschall oder MRT	

Mikronährstoffe	Produktempfehlungen
Vitamin C, Mangan, Mucopolysaccharide und Kollagen Typ 1	**Tendo Formula®**
Bromelain, Papain, Trypsin-Chymotrypsin, Quercetin, Citrusbioflavonoide und Traubenkern-Extrakt	**DoloZym® forte Gold**
Vitamin B_6 (P5P)	**Vitamin B_6 aktiviert P5P**

Lifestylemodifikationen

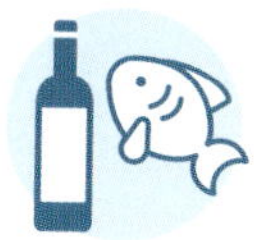

Eine entzündungshemmende Ernährung sollte bei Entzündungsgeschehen immer die erste Wahl sein: wenig Fleisch, Einfachzucker wie Haushaltszucker, Weißbrot und Süßigkeiten sowie mehr Omega-3-Fettsäuren aus fettem Fisch oder pflanzlichen Ölen wie Leinöl.

Rauchen fördert Entzündungen im Körper und stört die Wundheilung. Wenn man mit einer akuten Verletzung zu kämpfen hat, sollte man deshalb den Griff zur Zigarette zumindest für die Dauer der Genesung meiden.

STEIGERUNG DER SPORTLICHEN LEISTUNG UND REGENERATION

Bergsport

Claudia
55 Jahre

>> Die Geschichte

Ich war immer schon ein fitter und sportlicher Mensch. Vor allem die Berge haben es mir angetan, weswegen Bergtouren im Sommer und natürlich Skitouren im Winter zu meinen absoluten Lieblingsbeschäftigungen in meiner Freizeit gehören. Aufgrund meiner Sportlichkeit sind auch längere Touren für meinen Körper grundsätzlich kein Problem, vor allem, weil ich ganz genau weiß, wie ich das Beste aus meinem Körper rausholen kann. **Meine sportliche Leistung war immer gut, ich wollte aber eine Steigerung erzielen,** um zu sehen, wie viel weiter ich kommen kann und meinen Körper in der Regeneration nach den intensiven Bergtouren unterstützen.

>> Der Weg

Nicht nur Sport, sondern Gesundheit im Allgemeinen spielen in meinem Leben eine wesentliche Rolle, weswegen Mikronährstoffe ein fester Bestandteil meiner Routine sind. Aus diesem Grund gehört **eine ausreichende Zufuhr an Kalium und Magnesium in Form des Präparats RythmoPlex®** zu meinen Basics, um einen ausgewogenen Elektrolythaushalt für meine Muskulatur zu unterstützen. Darüber hinaus spielt auch **das Präparat BCAA 500 für mich eine wesentliche Rolle, um meine Muskelmasse aufzubauen und zu erhalten. Vor meinen Berg- oder Skitouren nehme ich als Hobbysportlerin auch noch gerne den Medizinalpilz *Cordyceps* ein,** welcher in Studien durch seine Leistungssteigerung bestach und bei trainierten Athleten die maximale Sauerstoffaufnahme erhöhte.

>> Der Erfolg

In meinen Augen macht eine gezielte Supplementierung immer, aber vor allem im Bereich des Hobbysports Sinn, um den Körper bestmöglich zu unterstützen und die maximale Leistung zu erzielen. Für mich sind die verschiedenen Mikronährstoffpräparate das perfekte Paket, um mich auf eine meiner Touren vorzubereiten bzw. mich davon zu regenerieren, insbesondere wenn es sich um eine sehr anstrengende gehandelt hat. **Der Medizinalpilz Cordyceps führt bei mir nicht nur dazu, dass ich beim Sport weniger schnell aus der Puste bin, sondern ist auch gut für mein Immunsystem** – für mich zwei Fliegen mit einer Klatsche. Mittlerweile habe ich mein „sportliches Mikronährstoffpaket" schon Freunden und Bekannten weiterempfohlen.

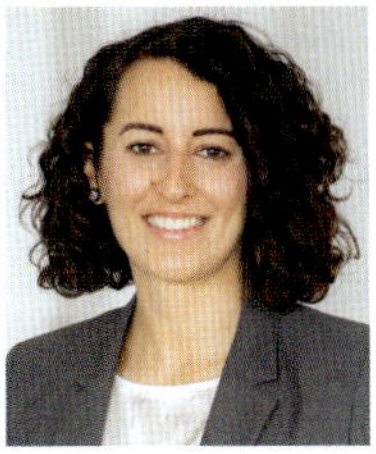

Camilla Freinek, MSc

Genetikerin, Biologin und Mitglied des MIRACON-Science-Wissenschaftsteams

>> Die wissenschaftliche Einschätzung
von Camilla Freinek, MSc

Besonders für sportliche Menschen, die das Ziel haben, ihre körperliche Leistungsfähigkeit zu steigern, ist eine ausreichende Mikronährstoffversorgung ein wichtiger Beitrag, um die angestrebten Ziele zu erreichen. Zusätzlich kann man auf natürlich Stoffe wie zum Beispiel aus dem *Cordyceps*-Pilz zurückgreifen, der in Studien eine leistungssteigernde Wirkung zeigt. Der leistungssteigernde Effekt wird auf eine Erhöhung der maximalen Sauerstoffaufnahme und der anaeroben Schwelle zurückgeführt. Darüber hinaus konnte in Studien eine antioxidative Wirkung bei bewegungsinduziertem oxidativem Stress festgestellt werden.

Handlungsempfehlung

Check-ups	(Weitere Infos unter https://biogenadiagnostics.com)
Premium-Mikronährstoff-Check	

Mikronährstoffe	Produktempfehlungen
Kalium und Magnesium	**RythmoPlex®**
L-Leucin, L-Valin und L-Isoleucin	**BCAA 500**
***Cordyceps*-Pulver und Vitamin C**	**Cordyceps & C**

Lifestylemodifikationen

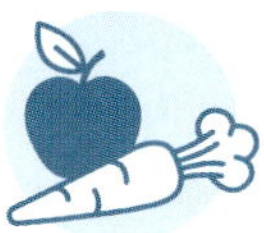

Eine ausgewogene und bunte Ernährung mit einer hohen Nährstoffdichte zählt zu den Grundlagen, um das volle körperliche Leistungspotenzial dauerhaft ausschöpfen zu können. Eine ausreichende Proteinzufuhr versorgt den Körper mit den nötigen Baustoffen, um die beanspruchten Muskeln regenerieren und aufbauen zu können. Dabei zählen die drei verzweigtkettigen Aminosäuren L-Leucin, L-Valin und L-Isoleucin (BCAAs) zu den wichtigsten Aminosäuren für die Muskelproteinsynthese. Erdnüsse und Thunfisch sind Lebensmittel mit einem hohen BCAA-Gehalt, wobei L-Leucin in pflanzlichen Lebensmittel durchschnittlich weniger vorhanden ist. Deshalb sollte bei einer rein pflanzlichen Ernährung auf eine ausreichen L-Leucin-Zufuhr geachtet werden.

VERLETZUNG AM SPRUNGGELENK

Schwellung

Bernhard
44 Jahre

>> Die Geschichte

Eines Tages passierte es auf der Piste beim Snowboarden: Ich erlitt einen Unfall und verletzte mich schwer am rechten Sprunggelenk. Es dauerte nicht lange und das Gelenk zwischen meinem Unterschenkel- und dem Fußknochen schwoll an, gefolgt von einem starken Schmerz. Dieser setzte nicht nur meiner Wintersaison am Snowboard ein frühzeitiges Ende, sondern ließ mich auch nicht ohne Beschwerden weitergehen. **Bei jedem Auftreten schmerzte es. Irgendwann ist die Schwellung meines Sprunggelenks von allein wieder verschwunden** und auch die Beweglichkeit war wieder uneingeschränkt da. Da es auch nicht weiter schmerzte, sah ich von ärztlichen Konsultationen ab und führte mein Leben wie bisher fort, inklusive Sport.

>> Der Weg

Ich weiß nicht, was es war, vielleicht die Kälte oder ein anderer Faktor, aber **plötzlich flammte meine alte Verletzung am Sprunggelenk nach Jahren wieder auf** und ließ es wieder anschwellen. Es folgten erneut eine Rötung und Schmerzen beim Auftreten. **Ein guter Bekannter verfolgte meine Verletzung und riet mir, das Präparat DoloZym® forte Gold von Biogena einzunehmen.** Es handelt sich dabei um ein Mikronährstoffpräparat mit preteolytischen Enzymen wie Bromelain, Papain, Trypsin und Chymotrypsin, welche etliche Stoffwechselprozesse im Körper steuern und dazu beitragen, dass Stoffe ausreichend aufgespalten und in weiterer Folge besser verarbeitet werden können, und welche auch bei entzündlichen Prozessen eine Rolle spielen.

>> Der Erfolg

Nach der Einnahme von DoloZym® forte Gold ging es wirklich schnell. Binnen weniger Stunden ging die Rötung sichtbar zurück und **nach zwei bis drei Tagen waren die Schmerzen in meinem Sprunggelenk weg – unglaublich.** Nach Aufflammen der Verletzung habe ich DoloZym® forte Gold lediglich zehn bis vierzehn Tage eingenommen, bis ich beschwerdefrei war. Keine Schmerzen, keine Schwellung, keine Rötung mehr. Mittlerweile gehört DoloZym® forte Gold zu meinen Lieblingspräparaten und steht immer zu Hause parat, für den Fall, dass ich Schmerzen in meinem Sprunggelenk verspüre. Mit der Einnahme von DoloZym® forte Gold ist dieser aber ganz schnell wieder weg und ich kann unbeschwert durchs Leben gehen.

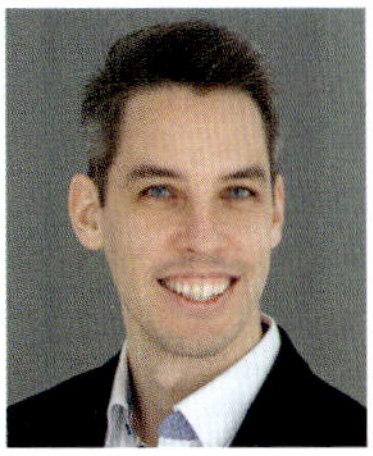

Georg Hofstätter, MSc

Ernährungswissenschaftler und Mitglied des MIRACON-Science-Wissenschaftsteams

>> Die wissenschaftliche Einschätzung
von Georg Hofstätter, MSc

Verletzung können langwierig sein, vor allem wenn wie bei Bernhard der Bewegungsapparat betroffen ist. Eine auf den Patienten/die Patientin zugeschnittene Therapie inklusive gezielter Mikronährstoffsupplementierung kann die Genesung optimal fördern und dem Körper bei der Heilung helfen. In Bernhards Fall konnte das Aufflammen seiner alten Sprunggelenkverletzung durch die Gabe von proteolytischen Enzymen optimal behandelt werden. Bei akuten und chronischen Verletzungen können diese natürlichen Biokatalysatoren die Wundheilung fördern und Wunden enzymatisch reinigen. Das Enzym Bromelain aus der Ananas ließ in Studien Schwellungen abklingen und modulierte und regulierte entzündliche Prozesse.

Handlungsempfehlung

Check-ups	(Weitere Infos unter https://biogenadiagnostics.com)
Bildgebende Verfahren wie Röntgen und MRT, Premium-Omega-3-Check	

Mikronährstoffe	Produktempfehlungen
Bromelain, Papain, Trypsin/Chymotrypsin, Quercetin, Citrusbioflavonoide und Traubenkern-Extrakt	**DoloZym® forte Gold**

Lifestylemodifikationen

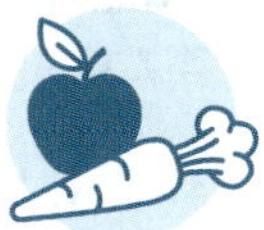

Bei chronischen Entzündungsgeschehen ist eine entzündunghemmende Ernährung immer sinnvoll. In diesem Zusammenhang ist besonders die Mediterrane Diät zu erwähnen, welche sich durch einen hohen Anteil an ungesättigten Fettsäuren wie Olivenöl, einen geringen Verzehr von Fleisch (vor allem rotem Fleisch), einen mäßigen Verzehr von Joghurt und Käse sowie reichlich regionales und saisonales Obst und Gemüse, Hülsenfrüchte, Nüsse und überwiegend Vollkorngetreide auszeichnet.

Rauchen belastet den Körper auf diversen Ebenen negativ und ist entzündungsfördernd. Speziell bei chronischen Entzündungsgeschehen sollte daher der Griff zur Zigarette reduziert oder im besten Fall gänzlich vermieden werden, um den Heilungsprozess nicht zu unterbinden und den Körper nicht zusätzlich zu belasten.

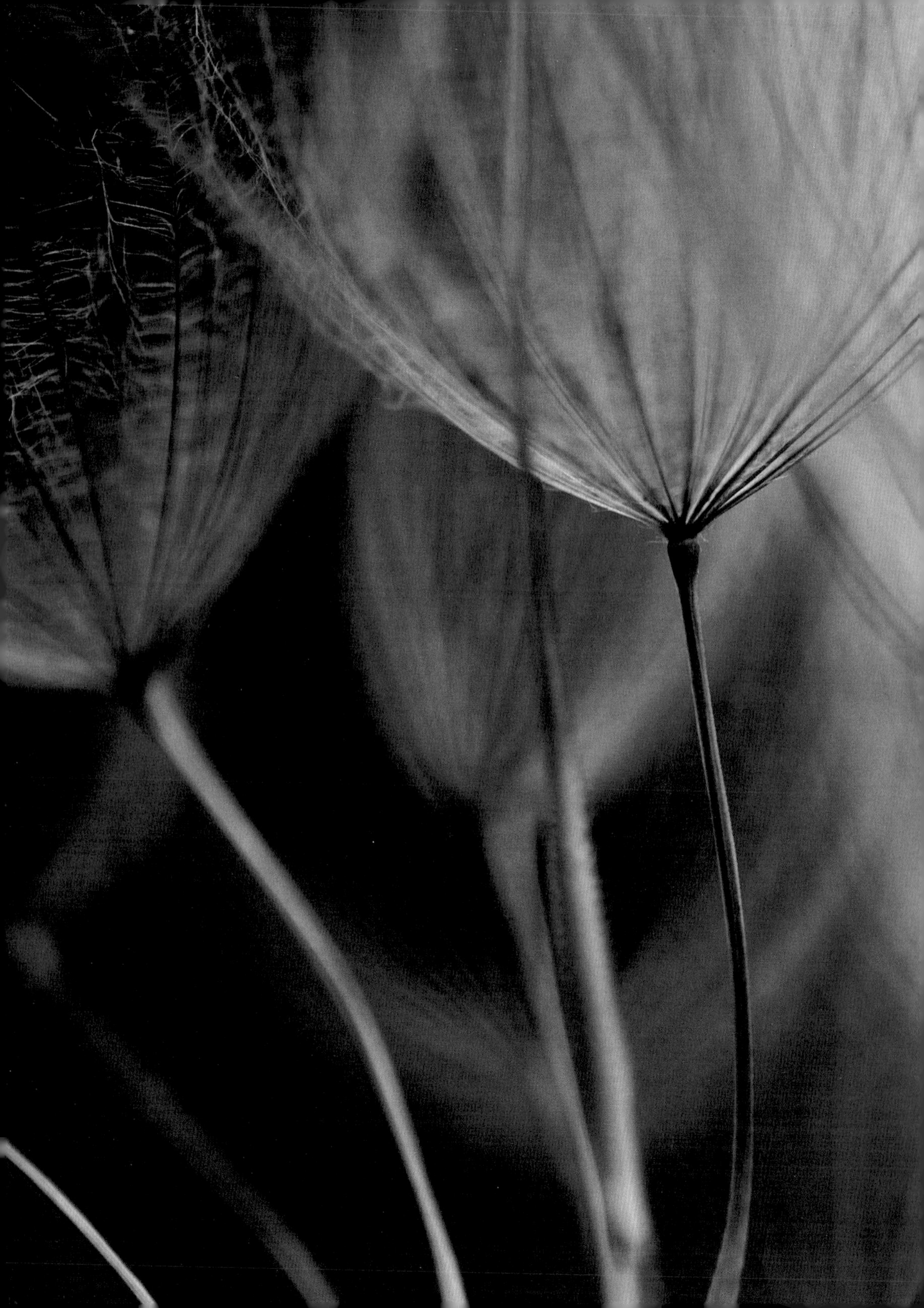

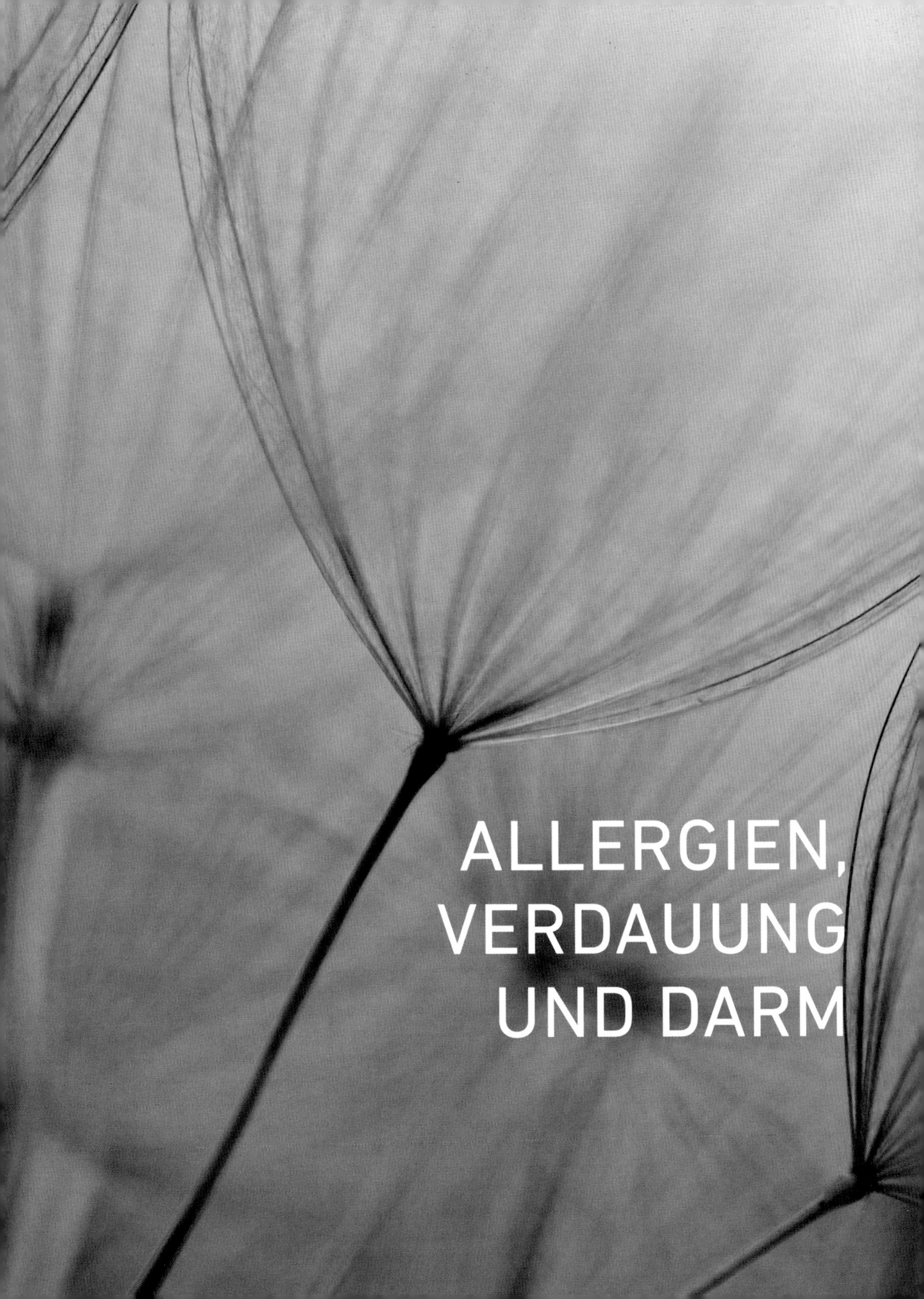

ALLERGIEN, VERDAUUNG UND DARM

REISEDURCHFALL

Verstopfung, flauer Magen

Martina
58 Jahre

>> Die Geschichte

Ich liebe Reisen – meine Verdauung aber leider eher nicht. Nicht nur mein Koffer ist bei meinen Lieblingsdestinationen immer dabei, sondern auch der Reisedurchfall als mein ständiger Begleiter. So schön das veränderte Klima und auch die Küche ferner Länder sein mögen, mein Verdauungsapparat hat so seine Probleme damit. Meine Verdauung **macht sich besonders durch unangenehmen Durchfall oder Verstopfung bemerkbar** und ist einfach nicht im Einklang. Es beginnt immer mit einem **unguten Magengefühl, gefolgt von Durchfall oder Verstopfung;** mein Stuhlgang ist einfach überhaupt nicht geregelt. Das führt bei mir auch zu einem ausgeprägten Unwohlsein, das mir den Urlaub ganz schön vermiesen kann.

>> Der Weg

Als jemand, der immer gerne auf die Mikronährstofftherapie zurückgreift, bieten die Nahrungsergänzungsmittel von Biogena seit jeher immer eine Lösung für jedes meiner Gesundheitsprobleme. Wenn ich merke, dass meine **Verdauung ins Stocken gerät und sich eine Verstopfung ankündigt, ist CleanoCOL® mit einem großen Glas Wasser das Präparat meiner Wahl.** Das Pulver bringt u. a. mit seinen ballasstoffreichen Pflanzenfasern wie Flohsamen und Leinsamen meine Verdauung schnell wieder in Schwung. **Doch auch bei Durchfall hilft mir CleanoCOL®, aber hier wende ich es nur mit einer geringen Wassermenge an. Die Mucosa Formula® unterstützt hingegen meinen flauen Magen,** indem ich eine Kapsel öffne und in kleinen Schlucken Wasser nachtrinke.

>> Der Erfolg

Die Einnahme von CleanoCOL® als auch der Mucosa Formula® hilft immer sehr schnell, aber spätestens über Nacht verschwinden meine Verdauungsprobleme. Für mich ein ganz klares Zeichen, dass die enthaltenen Mikronährstoffe meinen Magen-Darm-Bereich dort unterstützen, wo er Hilfe braucht. Im Urlaub will ich mich erholen und mich nicht ständig in der Nähe einer Toilette aufhalten müssen, um unbeschwert meine Zeit genießen zu können. Durch diese zwei Präparate kann ich das jetzt auch. Für mich zählen CleanoCOL® und auch die Mucosa Formula® mittlerweile zur guten Reiseapotheke und sind auch immer in meinem Koffer oder meinem Wohnmobil mit dabei – damit ich meinen Urlaub auch sorgenfrei genießen kann.

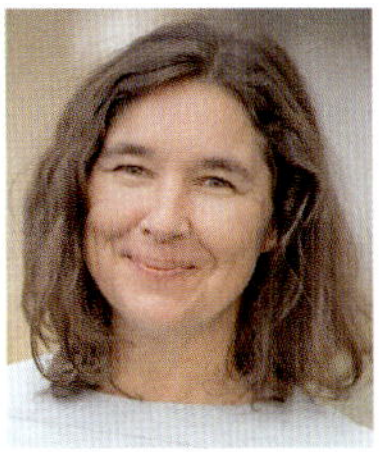

Lisa Ressi, MSc

Dipl. Gesundheits- und Krankenpflegerin und Mitglied des MIRACON-Science-Wissenschaftsteams

>> Die wissenschaftliche Einschätzung
von Lisa Ressi, MSc

Bei Reisen in Ländern mit stark unterschiedlicher Ernährungsweise bzw. schlechteren Hygienischen Bedingungen kommt es oft zu dem bekannten Reisedurchfall. Der Darm ist mit bestimmten Nahrungsbestandteilen überfordert oder unerwünschte Bakterien haben sich eingeschlichen. Nach ein paar Tagen erholt sich der Darm zumeist und gewöhnt sich an die Umstände. Indem man den Darm mit Ballaststoffen, Glutamin, Lacto-, Bifidobakterien, Fenchelsamen und Pflanzenextrakten unterstützt, verhilft man ihm zu einer schnellen Regeneration. Ballaststoffe erhöhen die Transitzeit der Nahrung im Darm und binden Wasser. Probiotika sind Nachschub an erwünschten Darmbakterien. Glutamin unterstützt die Darmmukosa und Pflanzenextrakte, wie aus der Süßholzwurzel, haben antibakterielle Eigenschaften. Hat man einen generell überempfindlichen Darm, besteht die Möglichkeit, eine Darmanalyse zu machen. Je nach Ergebnis kann man das Mikrobiom oder die Mukosa so gezielt unterstützen.

Handlungsempfehlung

Check-ups	(Weitere Infos unter https://biogenadiagnostics.com)
Mikrobiomanalyse	

Mikronährstoffe	Produktempfehlungen
Magnesium, Lacto- und Bifidobakterien, Flohsamenschalen, Papayafrucht-Konzentrat, Leinsamen gemahlen, Eibischwurzel-Extrakt, Pfefferminzblätter gemahlen, Süßholzwurzel-Extrakt und Fenchelsamen gemahlen	CleanoCOL®
L-Glutamin, Zink, Kupfer, Mangan, Selen, Vitamin C, Pantothensäure, Vitamin B_6, Vitamin D_3, Beta-Carotin und Extrakte aus Kamille, grünem Tee und Traubenkern	Mucosa Formula®

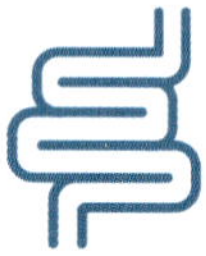

CHRONISCHE SINUSITIS

Dysbiose, Pilzbelastung im Darm

Lisa
30 Jahre

>> Die Geschichte

Seit vergangenem Sommer war ich **extrem oft von Infekten im Hals-Nasen-Ohren-Bereich, aber auch im Rachen betroffen, die auch immer in Richtung Nasennebenhöhlen ausstrahlten.** Es folgte **eine Antibiotika-Kur nach der anderen,** doch als die Infekte trotz der Medikation nicht mehr aufhörten, wusste ich, dass ich etwas tun muss. Ich hatte nicht nur Angst, dass die Antibiotika nach mehrfacher Gabe nicht mehr halfen, ich bemerkte auch **zunehmende Probleme mit meiner Verdauung** und mir stieß es oft nach dem Essen sauer auf. Obwohl ich noch nie Nahrungsmittelintoleranzen hatte, **vertrug ich plötzlich bestimmte Lebensmittel, die vorher kein Problem waren, einfach nicht mehr so richtig.**

>> Der Weg

Ich hatte das Gefühl, dass die Schulmedizin allein nicht mehr ausreicht, um meinem Problem auf den Grund zu gehen, und stieß auf der Suche nach einer Komplementärmedizinerin auf **Dr. Alexandra Knauer.** Sie **erkannte sehr schnell den Zusammenhang zwischen meinen chronischen Infekten und meiner Darmflora,** die durch die vermehrte Antibiotikagabe in Mitleidenschaft gezogen wurde und der Grund meiner Nahrungsmittelunverträglichkeiten war. Sie veranlasste neben einer Blutuntersuchung auch einen Darmbefund und testete die unverträglichen Lebensmittel mittels funktioneller Myodiagnostik aus. Sie diagnostizierte einen **Darmpilz, eine Unverträglichkeit gegen Gluten, Zucker, Alkohol, Hefe und Koffein** und **empfahl mir neben einem Verzicht dieser Nahrungsbestandteile auch die Einnahme unterschiedlicher Mikronährstoffe von Biogena.**

>> Der Erfolg

Seit drei Monaten geht es mir richtig gut, ich hatte keinen Infekt mehr und auch meine Verdauung funktioniert wieder – ein toller Fortschritt, wenn ich an den vergangenen Sommer zurückdenke. Noch zeigt mir mein Körper ganz klar, dass ich weiterhin auf Gluten und Zucker verzichten soll, aber Hefe, Alkohol und Koffein konnte ich bereits wieder in meinen Speiseplan integrieren. Mein Erfolg hat mir gezeigt, was für eine wichtige Rolle die Komplementärmedizin einnimmt und dass dieser Weg genau der richtige für mich und meinen Körper war. Auch wenn ich als leidenschaftliche Bäckerin beim Backen ohne Gluten und Zucker auskommen muss, sehe ich es als Herausforderung – Hauptsache ich bin beschwerdefrei.

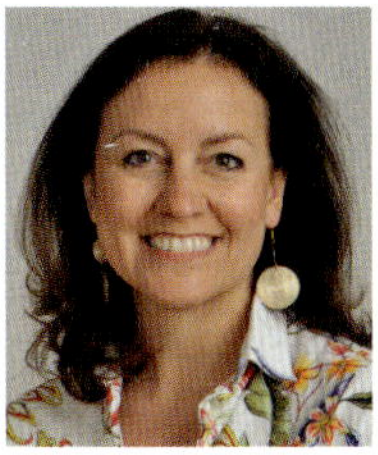

Dr. med.
Alexandra Knauer

Ärztin für Allgemeinmedizin, Traditionelle Chinesische Medizin (TCM) und Darmgesundheit, *1010 Wien, Österreich*

>> Die medizinische Einschätzung
von Dr. med. Alexandra Knauer

Bei chronischen Infekten wie bei der Sinusitis ist es immer sinnvoll, einen Fokus auf unseren Verdauungstrakt zu legen und dabei einen genauen Blick auf die Darmflora zu werfen. Viele Medikamente, insbesondere Antibiotika, können die Zusammensetzung der Darmflora negativ beeinflussen und das Gleichgewicht stören. Die Folge dieses Ungleichgewichts können u. a. Lebensmittelunverträglichkeiten gegen diverse Nahrungsbestandteile sein. Bei Antibiotika ist außerdem eine zusätzliche Einnahme von Probiotika empfohlen, sowie Vitamin D_3, weil es die Schleimhäute unterstützt und gemeinsam mit Vitamin C und Zink ein wichtiger Partner für das Immunsystem ist.

Handlungsempfehlung

Check-ups	(Weitere Infos unter https://biogenadiagnostics.com)
Mikrobiomanalyse, Gliadin AK, Transglutaminase AK und Vitamin D im Blut	
Mikronährstoffe	**Produktempfehlungen**
Vitamin C, L-Threonat, Holunderblüten-Extrakt, Quercetin und Traubenkern-Extrakt	Ester-C® Gold
Zink	Zinkcitrat 30
Vitamin D_3 und Magnesium	Vitamin D_3 15.000
Lacto- und Bifidobakterien und Inulin	Omni Lactis® 20 Gold

Lifestylemodifikationen

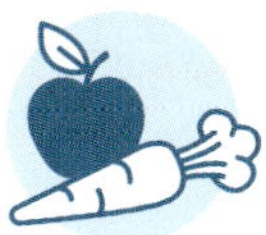

Neben der Auswahl der Lebensmittel ist die Zubereitung der Speisen wichtig. Bei Candidabelastung im Darm sollte für 4 Wochen auf Rohkost verzichtet und möglichst 3 warme Mahlzeiten am Tag gegessen werden. Nehmen Sie sich Zeit zum Essen und kauen Sie gut. Das kann erheblich zur Genesung des Verdauungstrakts beitragen. Wenn Sie probiotische Lebensmittel wie Joghurt, Kefir oder Sauerkraut in den Speiseplan integrieren, unterstützen Sie den Darm dabei, eine gesunde Darmflora aufzubauen.

HISTAMININTOLERANZ

Ausschlag an den Händen

Anita
33 Jahre

>> Die Geschichte

Als ich diese **kleinen roten Bläschen auf meinen Handflächen** das erste Mal bemerkte, war ich 18 Jahre alt. Diese pustelähnlichen Erscheinungen **traten schubweise auf und nicht vereinzelt, sondern bedeckten meine Hände flächendeckend.** Sie waren nicht nur optisch unschön, sondern **juckten auch und platzten zeitweise sogar auf mit Flüssigkeitsaustritt.** Im Winter war es besonders schlimm, die Haut an meinen Händen war aufgesprungen, was **in schlimmen Phasen mit Schmerzen verbunden** war. Zum damaligen Zeitpunkt hatte ich keinerlei Ahnung, in welchem Zusammenhang diese Bläschen auftraten, und auch mehrere Hautärzte rätselten. Weder UV-Bestrahlungen, noch Cortison-haltige Cremes hatten irgendeine positive Auswirkung auf mein Problem.

>> Der Weg

Die Handcreme war mein ewiger Begleiter, aber geholfen hat auch das Eincremen nur bedingt. Darüber hinaus waren alle Tätigkeiten, für die ich meine Hände brauchte, einfach nur schmerzhaft und unangenehm. Außerdem war mir das Erscheinungsbild meiner Hände als Frau besonders unangenehm. **Mein Freund, ein Ernährungswissenschaftler, bemerkte, dass das Auftreten dieser Bläschen mit dem Verzehr von Histamin-haltigen Mahlzeiten zusammenhängen könnte.** Besonders nach Mahlzeiten mit Tomaten und Wein zeigten sich zwei Tage später die unschönen Pusteln an meinen Händen. Er **empfahl mir die Einnahme von DAOZym®,** einem Mikronährstoffpräparat, das meinem Körper das histaminabbauende Enzym Diaminoxidase (DAO) zuführen und mich unterstützen sollte.

>> Der Erfolg

Sobald mich mein Freund auf den potenziellen Zusammenhang von histaminhaltigen Mahlzeiten und dem Auftreten dieser Hauterscheinungen hinwies, fiel es mir selbst auf. Ich nahm eine Woche lang eine Kapsel DAOZym® vor und zusätzlich nach einer und nach sieben Tagen nur mehr eine Kapsel vor histaminhaltigen Mahlzeiten. **Kurz nach der Einnahme von DAOZym® verschwanden die Bläschen auf den Handflächen und der Ausschlag ging zurück.** Es war ein wirklich schönes Gefühl, endlich wieder geschmeidige Hände zu haben. Wie wirksam DAOZym® ist, kann ich ganz klar sehen, wenn ich es nicht einnehme und trotzdem histaminhaltige Mahlzeiten esse: Dann sind die unschönen Bläschen auch wieder da.

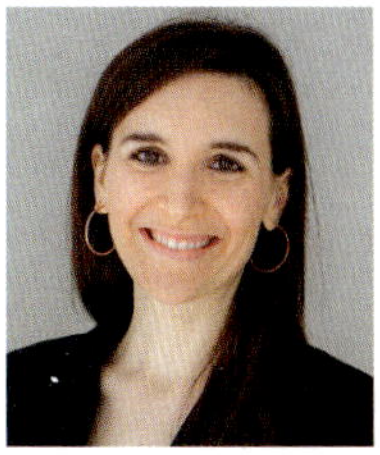

Julia Bintinger, MSc

Ernährungswissenschaftlerin und Mitglied des MIRACON-Science-Wissenschaftsteams

>> Die wissenschaftliche Einschätzung
von Julia Bintinger, MSc

Histamin ist ein Entzündungsmediator und wird auch bei Allergien und Nahrungsmittelintoleranzen freigesetzt. Die Diaminoxidase (DAO) ist ein Enzym, das dieses Histamin wieder abbaut, um die Reaktion geregelt ablaufen zu lassen. Neben einer histaminarmen Ernährung bietet die zusätzliche Zufuhr von DAO vor histaminreichen Nahlzeiten eine weitere Möglichkeit, die Histaminbelastung zu senken. Die körperlichen Reaktionen bei einer Histaminintoleranz sind im allgemeinen Erröten, Anschwellen der Schleimhäute, Kopfschmerzen und Übelkeit. Es werden aber mitunter auch verzögerte Reaktionen der Haut beobachtet, in Form von Nesseln oder der Neurodermitis ähnelnden Ausschlägen. Wenn die Reaktion innerhalb kürzester Zeit stattfindet, erkennt man das gut, jedoch können bestimmte Reaktionen wie Hautausschläge 1–2 Tage verzögert auftreten. Dadurch ist es mitunter schwierig, eine Histaminintoleranz als Ursache zu erkennen.

Handlungsempfehlung

Check-ups	(Weitere Infos unter https://biogenadiagnostics.com)
Histamin im Blut, Urin und Stuhl, Mikrobiomanalyse	

Mikronährstoffe	Produktempfehlungen
Diaminoxidase	DAOZym®

Lifestylemodifikationen

Bei einer Histamintintoleranz sollte man Lebensmittel meiden, die viel Histamin enthalten, oder als sogenannte Histaminliberatoren agieren, darunter Rotwein, Bier, Kaffee, schwarzer und grüner Tee, Kakao, Fisch und Fleisch (besonders, wenn es nicht mehr ganz frisch ist), Käse (je reifer, desto mehr Histamin), Sauerkraut, Tomaten, Avocado, Spinat, Pilze, Essig und Sojasauce. Zusätzlich kann die Zufuhr von Co-Faktoren der Diaminoxidase (DAO) wie Vitamin B_6, Vitamin C, Magnesium, Zink und Kupfer die Enzymaktivität wieder erhöhen und somit den Abbau von Histamin fördern.

DYSBIOSE

Unterleibsschmerzen, Kopfschmerzen

Adrian
46 Jahre

>> Die Geschichte

Seit geraumer Zeit litt ich unter Unterleibsschmerzen und Kopfschmerzen bis hin zu Migräne. Besonders unangenehm waren aber die Schluckbeschwerden, die ich beim Essen größerer Nahrungsmengen verspürte, und das Gefühl, dass im Bereich meiner Verdauungsorgane etwas ganz und gar nicht stimmte. **Die Tatsache, dass nur mehr der Verzehr von Reis und Fleisch keine gastrointestinalen Symptome hervorrief, führte nicht nur zu einer starken Einschränkung in meiner Ernährung, sondern auch zu einer beeinträchtigten Lebensqualität.** Mir ging es einfach nicht gut. Ich merkte es in vielen Bereichen meines Lebens, aber vor allem meine Produktivität litt unter meinen Gesundheitsproblemen.

>> Der Weg

Mir wurde eine Diätologin und Ernährungsberaterin empfohlen, um eine Lösung für meine gastrointestinalen Probleme zu finden. **Anhand einer Mikrobiomanalyse meines Darms empfahl sie mir eine Low-FODMAP-Diät,** die – obwohl sehr strikt – deutlich mehr Lebensmittel enthielt als mein vorherige einseitige Ernährungsweise. Sie überzeugte mich durch ihre ausgezeichneten Kommunikationsfähigkeiten und stand mir während des gesamten Prozesses zur Seite. Wir trafen uns zweimal im Monat und kontrollierten wöchentlich mein Ernährungstagebuch. **Um mein Mikrobiom zu modulieren, wurden mir als Ergänzung zu meiner Diät bestimmte Nahrungsergänzungsmittel von Biogena empfohlen,** darunter die Mucosa Formula®, ColonBalance® und Omega 3 duo.

>> Der Erfolg

Ich nahm die Mucosa Formula® für drei Monate und nehme ColonBalance® und Omega 3 duo seit sechs Monaten ein und was soll ich sagen: Es geht mir wirklich gut. Meine Verdauungsbeschwerden verbesserten sich und ich nahm acht Kilo zu, was großartig ist. **Die Symptome gingen gleich im ersten Monat zurück, nachdem ich meine Ernährung umgestellt und die einzelnen Mikronährstoffe in meinem Alltag integriert habe.** Jetzt, nach sechs Monaten, bin ich immer noch in Therapie, um meinen hohen Cholesterinwerte zu verbessern. Ich bin zuversichtlich, dass uns das mit der richtigen Ernährungstherapie und weiteren Nahrungsergänzungsmittel von Biogena gelingen wird.

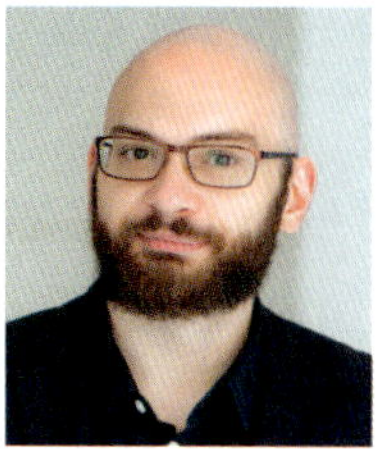

Dr. Michael Kohlberger
Humanbiologe und Mitglied des MIRACON-Science-Wissenschaftsteams

>> Die wissenschaftliche Einschätzung von Dr. Michael Kohlberger

Darmprobleme haben unterschiedliche Ursachen. Abklären lassen sie sich über eine Analyse der Darmbakterien-Zusammensetzung (Mikrobiom), einen Test, ob es sich um Nahrungsmittelintoleranzen handelt, und eine Blutuntersuchung. Zeigt sich eine Dysbiose oder ein Leaky-Gut-Syndrom, kann man die Aufnahme von FODMAPs (schlecht resorbierbaren Kohlenhydraten und Zuckeralkoholen) reduzieren. Dabei kann man den Darm mit Ballaststoffen, bestimmten Mikronährstoffen und Extrakten unterstützen. Resistentes Dextrin dient den nützlichen Darmbakterien als Nahrung; Akazienfasern verlangsamen die Kohlenhydrat-Fermentation und L-Glutamin ist wichtig für den Aufbau und Erhalt der Darmschleimhaut. Extrakte aus Kamille und Grüntee wirken antioxidativ und entzündungshemmend und unterstützen die Heilung bei entzündlichen Veränderungen der Schleimhäute des Verdauungstrakts.

Handlungsempfehlung

Check-ups	(Weitere Infos unter https://biogenadiagnostics.com)
Mikrobiomanalyse, H_2-Atemtest, alpha-1-Antitrypsin, D-Arabinitol, Calcprotectin, Gallensäuren, Pankreaselastase, sekretorisches IgA und Zonulin im Blut	

Mikronährstoffe	Produktempfehlungen
Mikronährstoffe für die Darmschleimhaut	**Mucosa Formula®**
Ballaststoffe	**ColonBalance®**
Omega-3-Fettsäuren	**Omega 3 duo**

Lifestylemodifikationen

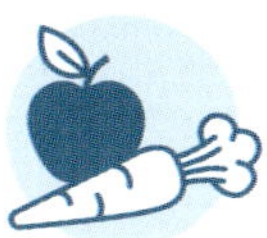

Die Low-FODMAP-Diät (engl. Abkürzung für fementiertbare Oligo-, Di- und Monosaccharide sowie Polyole) ist ein ernährungstherapeutisches Konzept. Durch den temporären Verzicht auf diese Nahrungsbestandteile (u. a. enthalten in Artischocken, Blumenkohl, Bohnen, Pilzen, Zwiebel, Knoblauch und Süßkartoffel) wird die Verdauung entlastet und Reizdarm-assoziierte Symptome wie Blähungen, Durchfall und Verstopfung gehen zurück.

Alkohol wirkt sich auf viele Bereiche des Körpers negativ aus, so auch auf die Darmschleimhaut. Vermeiden Sie daher Alkohol oder reduzieren Sie zumindest den Genuss.

HELICOBACTER-PYLORI-INFEKTION

Magenkrämpfe

Markus
34 Jahre

>> Die Geschichte

Vor einiger Zeit hatte ich säurebedingte Magenschmerzen, die ich aber mit einem abendlichen Kräutertee gut im Griff hatte. Als dann vor etwa drei Monaten nach dem Essen ein unangenehmes hochschäumendes Magengefühl auftrat, schränkten mich die Schmerzen aber zunehmend ein und beeinflussten auch meinen Schlaf. Es fühlte sich nach einer vermehrten Gasbildung im Magen an, die sich in starken Magenschmerzen äußerte und mir den Schlaf raubte. Das mündete in schlaflose Nächte und das fast jede Nacht. Für mich war es eine psychische Belastung. Das Essen bereitete mir zunehmend Probleme und ich fühlte mich wegen meines mittlerweile chronischen Schlafmangels zunehmend kraftlos und ausgelaugt.

>> Der Weg

Mittlerweile waren das Medikament Buscopan® und Arzneitees für den Magen aus der Apotheke meine besten Freunde und begleitete mich jeden Tag. Sie halfen auch, aber immer nur vorübergehend und auch nur gegen die Symptomatik selbst, nicht aber gegen die Ursache, die ich zu dem Zeitpunkt noch nicht kannte. **Bei meiner alljährlichen Gesundenuntersuchung sprach ich meinen Arzt auf meine Magenprobleme an, welcher recht schnell eine *Helicobacter-pylori*-Infektion vermutete.** Er empfahl mir, meinen Stuhl auf einen potenziellen *H.-pylori*-Befall hin zu testen. **Ich entdeckte aber das Produkt PyloPlex® 200 von Biogena,** mit dem ich zuerst versuchen wollte, meine Magenbeschwerden in den Griff zu bekommen.

>> Der Erfolg

PyloPlex® 200 enthält den patentierten *Lactobacillus-reuteri*-Spezialstamm DSM17648, welcher Studien zufolge die Fähigkeit besitzt, Bakterien an sich zu binden – so auch *H. pylori*. Das konnte ich auch deutlich spüren. Ich fühlte mich schon nach ein paar Tagen viel besser. Weg war dieses unangenehme hochschäumende Gefühl und Luftansammlungen in meinem Magen. Dadurch konnte ich auch endlich wieder durchschlafen. Die quälenden schlaflosen Nächte, die sich über Monate hinweg zogen, waren passé. **Seit ich PyloPlex® 200 einnehme, kann ich auch wieder normal essen und muss keine Mahlzeiten mehr auslassen, um beschwerdefrei durch den Tag zu kommen – für mich ein top Produkt!**

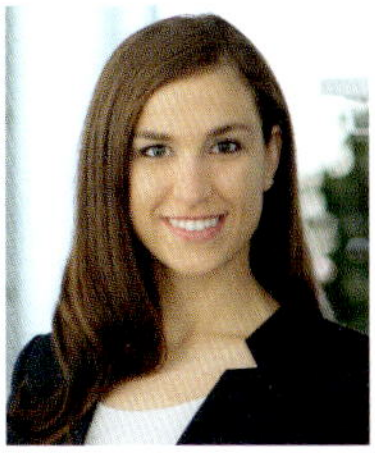

Mag. pharm. Ines Schachenhofer
Pharmazeutin
und Mitglied des
MIRACON-Science-
Wissenschaftsteams

>> Die wissenschaftliche Einschätzung
von Mag. pharm. Ines Schachenhofer

Wenn chronische Magenbeschwerden auftreten, steckt oftmals das Bakterium *Helicobacter pylori* dahinter – und das öfter, als man denken mag. Immerhin geht der Großteil aller Magenschleimhautentzündungen und auch die Hälfte aller weltweit auftretenden bakteriellen Infektionen auf *H. pylori* zurück. Aufgrund der krebserregenden Wirkung des Bakteriums ist eine Antibiotika-Therapie nach wie vor Mittel der Wahl. Allerdings nimmt die Zahl der antibiotikaresistenten *H.-pylori*-Stämme weltweit zu. In diesem Zusammenhang konnte eine Studie mit 100 *H.-pylori*-infizierten Patienten zeigen, dass die Gabe des probiotischen Bakterienstamms *Lactobacillus reuteri H. pylori* inhibiert und die antibiotikabedingten Nebenwirkung signifikant reduziert.

Handlungsempfehlung

Check-ups	(Weitere Infos unter https://biogenadiagnostics.com)
***Helicobacter-pylori*-C13-Atemtest, *Helicobacter-pylori*-Antikörper im Serum, *Helicobacter-pylori*-Antigen im Stuhl**	

Mikronährstoffe	Produktempfehlungen
Lactobacillus reuteri (inaktiviert)	**PyloPlex® 200**

Lifestylemodifikationen

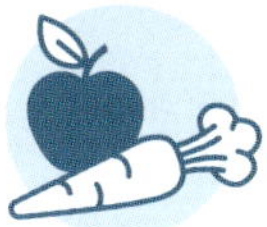

H. pylori reizt die Magenschleimhaut. Um den Verdauungstrakt zu entlasten, ist eine angepasste Vollkost empfehlenswert: Setzten Sie auf schonend gegarte oder gekochte Lebensmittel, fettarme Milchprodukte und Fisch/Fleisch, wenig Rohkost, frische Kräuter statt Salz, kleine über den Tag verteilte Mahlzeiten und verzichten Sie auf Kaffee und Alkohol. Forscher haben herausgefunden, dass hohe Salzkonzentrationen *H. pylori* zwar inhibieren, eine salzreiche Umgebung das Bakterium aber aggressiver macht und so Entzündungen fördert.

Rauchen belastet den Körper auf verschiedenen Ebenen, stellt bei einer *H.-pylori*-Infektion aber ein besonderes Risiko dar. Forschungen haben in diesem Zusammenhang gezeigt, dass Tabakkonsum besonders bei Menschen mit *H.-pylori*-Infektion das Risiko für Magenkrebs erhöhen kann.

KOLLAGENE KOLITIS – HASHIMOTO-THYREOIDITIS

Müdigkeit, Schlafstörungen

Jeanette
68 Jahre

>> Die Geschichte

Seit meinem 55. Lebensjahr begleitet mich eine **Kollagene Kolitis mit immer wiederkehrenden schmerzhaften Durchfällen.** In der Vergangenheit verschwanden diese aber nach einem gewissen Zeitraum wieder. Doch **im Herbst 2020 kam alles anders: heftiger, nicht enden wollender Durchfall mit Schlafstörungen und starker Müdigkeit.** Dadurch plagten mich regelrechte Müdigkeitsattacken, welche meine Lebensqualität zusätzlich verminderten und meinen Alltag enorm beeinträchtigten. An manchen Tagen fiel mir vor lauter Müdigkeit sogar das Sprechen schwer. **Zusätzlich** stahl mir meine **Autoimmunerkrankung (Hashimoto-Thyreoiditis)** Lebensfreude und raubte meinem Körper Kraft. Ich wurde immer apathischer, war kaum belastbar und wusste, so kann es nicht weitergehen.

>> Der Weg

Meine Wahl fiel auf Frau Dr. Andrea Brabetz-Höfliger, eine Fachärztin der Orthomolekularen Medizin, welche sich auch mit Darmerkrankungen und Hashimoto-Thyreoiditis befasste. Nach der ersten Anamnese ordnete Frau **Dr. Brabetz-Höfliger eine spezielle Untersuchung des Darms und des Bluts an, sowie einen Stoffwechseltest,** der in Deutschland analysiert und ausgewertet wurde. **Das Ergebnis: eine chronische Entzündung der Darmschleimhaut und viele niedrige Werte verschiedener Blutparameter,** welche in Zusammenhang mit meiner starken Müdigkeit standen. Anhand dieser Ergebnisse erfolgte eine **angepasste orthomolekulare Therapieempfehlung von Frau Dr. Brabetz-Höfliger inklusive Mitochondrientherapie und Nebenniereninfusionen.**

>> Der Erfolg

Bereits nach einem Monat konnte ich eine merkliche Verbesserung meines Gesundheitszustandes feststellen. Der Durchfall verschwand, die Schlafstörungen verringerten sich und dadurch stellte sich auch die starke Müdigkeit ein. Diese Verbesserungen waren auch bereits nach kurzer Zeit optisch sichtbar: Meine Gesichtsfarbe wechselte von einem fahlen Ton zu einem rosigen Teint; diese Veränderung tat meiner Psyche gut. Zusätzlich bemerkte ich, dass sich auch meine Stressresistenz deutlich steigerte und meine Lebensfreude wiederkam.

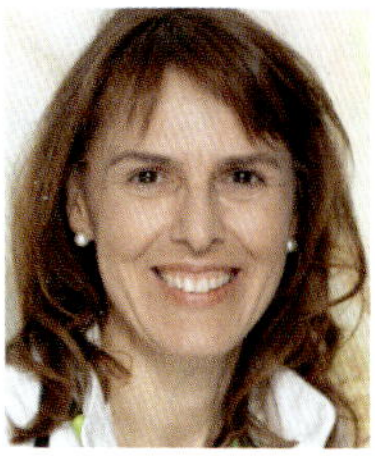

Dr. med. Andrea Brabetz-Höfliger

Fachärztin für Innere Medizin und Orthomolekulare Medizin, *8640 Rapperswil, Schweiz*

>> Die medizinisch Einschätzung
von Dr. med. Andrea Brabetz-Höfliger

Bei einer kollagenen Kolitis und anderen chronisch-entzündlichen Erkrankungen des Gastrointestinaltraktes sollte auf eine adäquate Zufuhr von Mikronährstoffen geachtet werden, um einem Defizit mit entsprechender Symptomatik entgegenzuwirken. Bei der Autoimmunerkrankung Hashimoto-Thyreoiditis spielt die gezielte Zufuhr von Mikronährstoffen ebenfalls eine wesentliche Rolle. Die starke Müdigkeit meiner Patientin spiegelte sich in niedrigen Werten verschiedener Blutparameter und überraschte mich nicht. Eine gezielte Supplementierung sowie eine Nebenniereninfusion und Mitochondrientherapie waren bei meiner Patientin die erste Wahl auf dem Weg zu einer erfolgreichen Genesung.

Handlungsempfehlung

Check-ups	(Weitere Infos unter https://biogenadiagnostics.com)
Premium-Mikronährstoff-Check, Mikrobiomanalyse	

Mikronährstoffe	Produktempfehlungen
Ubiquinol	Coenzym Q10 active Gold
Omega-3-Fettsäuren und Vitamin E	Omega 3 duo
L-Glutamin, Pflanzenextrakte, Vitamine, Spurenelemente	Mucosa Formula®
Vitamin B_{12} & Folsäure	B12 Folsäure
Lacto- und Bifidobakterien	Omni Lactis® 20 PUR Gold
L-Tyrosin	L-Tyrosin 400
Vitamin D_3	Vitamin D_3 Tropfen
Zeolith	Zeolith ultrafein

Lifestylemodifikationen

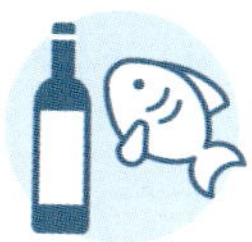

Bei Erkrankungen mit Entzündungsgeschehen sollte ein besonderes Augenmerk auf die Zufuhr von Nahrungsmitteln mit entzündungshemmenden Eigenschaften gelegt werden. Dabei sind es vor allem Omega-3-Fettsäuren (u. a. in Kaltwasserfischen, Leinöl und bestimmten Mikroalgen wie *Schizochytrium*), die in Studien ihre positive Wirkung auf chronische Entzündungen belegen können.

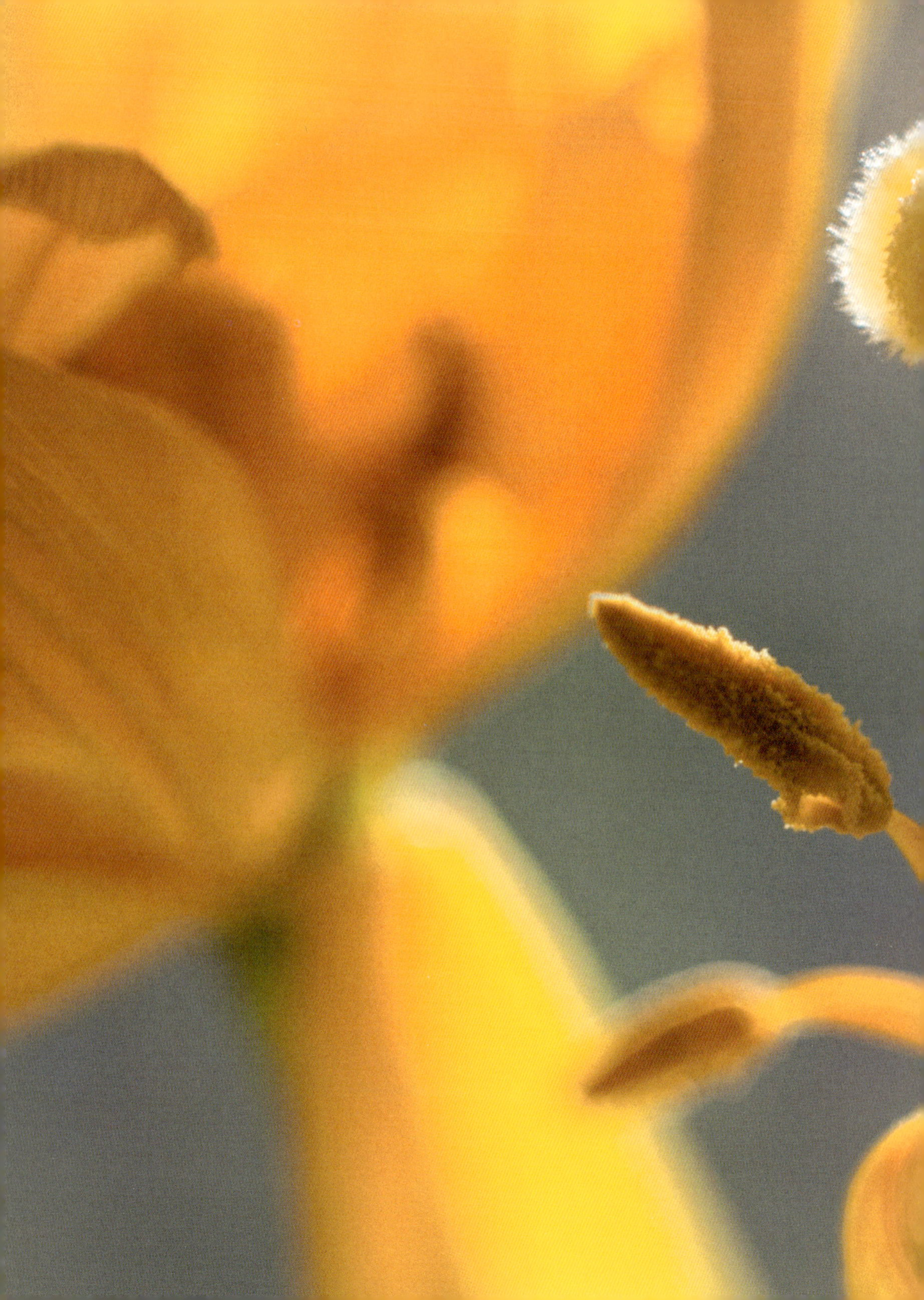

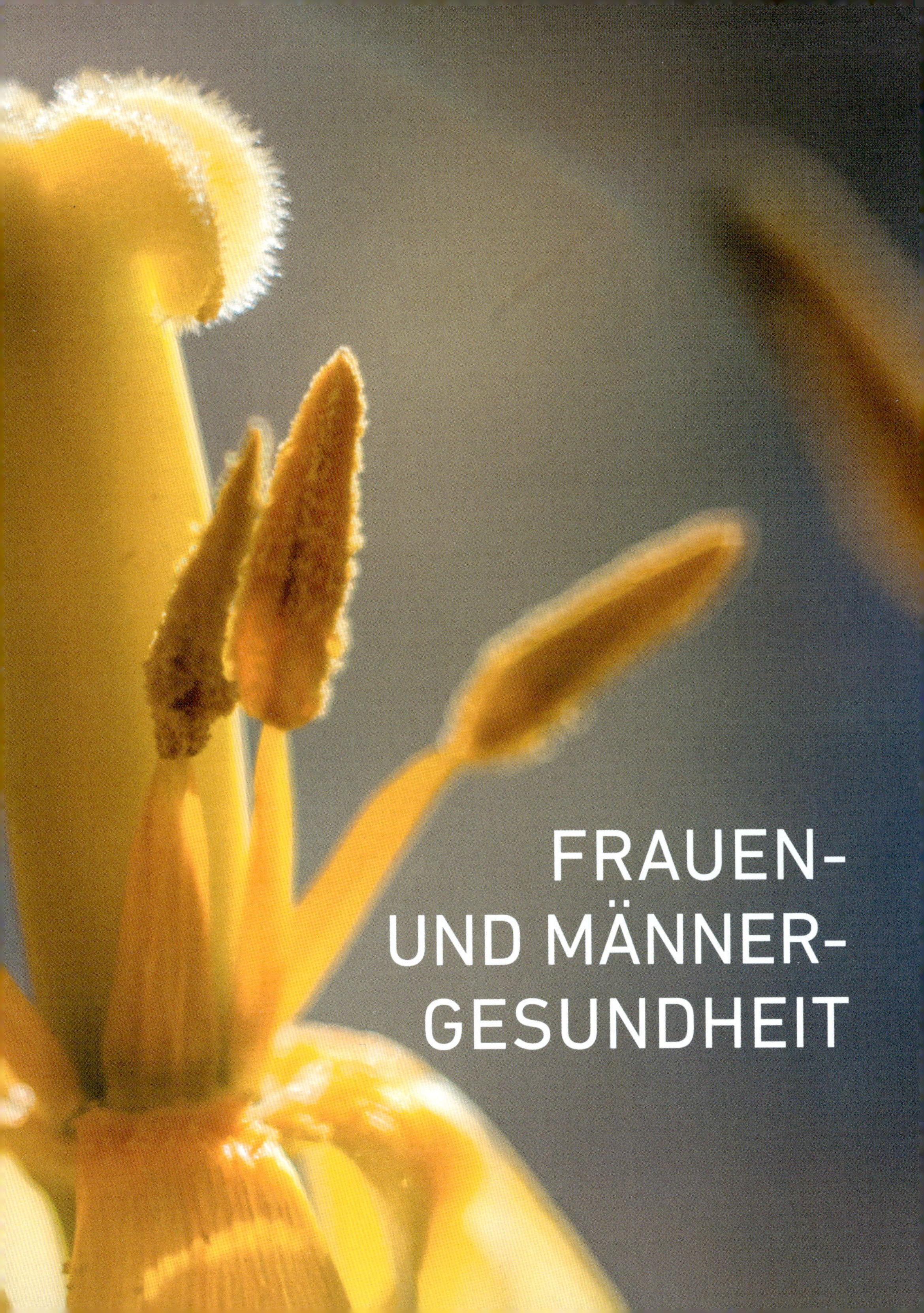

FRAUEN-
UND MÄNNER-
GESUNDHEIT

MENSTRUATIONSBESCHWERDEN

Müdigkeit, Unterleibsschmerzen

Isolde
34 Jahre

>> Die Geschichte

Mit 15 Jahren hatte ich erstmals Beschwerden bei meiner Periode. Davor hatte ich meine Regelblutung als nicht so unangenehm empfunden. Von da an habe ich in diesem Zeitraum **neben den klassischen Unterleibsschmerzen auch unter starker Müdigkeit gelitten.** Meine **Stimmung war immer richtig getrübt** und die Schmerzen haben mich auch in meinem Alltag eingeschränkt. In dieser Zeit habe ich mich einfach nicht wie ich selbst gefühlt. Monatliche Beschwerden während des Menstruationszyklus werden von Frauen oftmals als normal angesehen, besonders weil so viele Frauen monatlich darunter leiden. Ich sah das aber anders und wollte meinem Körper unter die Arme greifen, um den hormonellen Auswirkungen des Zyklus entgegenzuwirken.

>> Der Weg

Ich ließ im Zuge meiner komplementären Therapie mein Blut untersuchen, um meine aktuelle Mikronährstoffversorgung zu ermitteln, und **stieß auf die Marke Biogena,** die mich gleich sehr ansprach. Unter all den zahlreichen Präparaten **stach mir besonders das Produkt Nutrifem P-M-S Formula® ins Auge,** das die hormonelle Balance der Frau unterstützen soll. Dabei fand ich das enthaltene Phytotherapeutikum Mönchspfeffer besonders spannend, weil dieses in Studien klassische Symptome des Prämenstruellen Syndroms (PMS), die auch ich aufwies, reduzierte. Außerdem ist in dem Präparat Vitamin B_6 enthalten, das zur Regulierung der Hormontätigkeit beiträgt, und auch Extrakte aus der französischen Pinienrinde (Pycnogenol®) zur Förderung der Blutzirkulation.

>> Der Erfolg

Ich konnte bereits bei der nächsten Regelblutung den Erfolg der Einnahme der Nutrifem P-M-S Formula® sofort spüren. Meine Unterleibsschmerzen waren deutlich schwächer und auch meine Stimmungsschwankungen ließen nach. Die ständige Müdigkeit war bei den darauffolgenden Menstruationen auch kein Thema mehr. Das hätte ich mir vorher nicht gedacht. Ich finde die Nutrifem P-M-S Formula® ein wirklich gelungenes Produkt und würde jeder Frau mit PMS-Symptomen zu dessen Einnahme raten. Denn nur weil so viele Frauen von Regelbeschwerden betroffen sind, heißt das noch lange nicht, dass sie sie auch akzeptieren müssen.

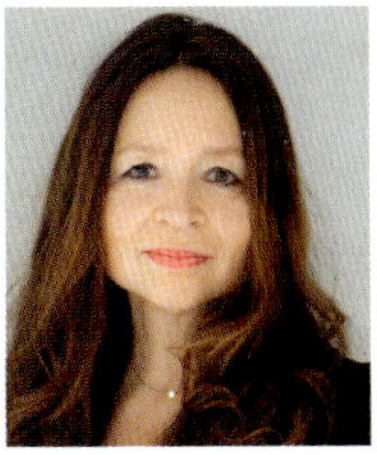

Mag. Diana Apflauer

Ernährungswissenschaftlerin und Mitglied des MIRACON-Science-Wissenschaftsteams

>> Die wissenschaftliche Einschätzung von Mag. Diana Apflauer

PMS ist ein Leiden, das viele Frauen betrifft und in der zweiten Zyklusphase nach dem Eisprung auftritt. Die genaue Ursache ist bis heute unklar. Da viele Frauen Medikamente nicht über lange Jahre einnehmen wollen, ist die medikamentöse Behandlung unbeliebt. Mönchspfeffer ist eine natürliche Behandlungsoption mit guten wissenschaftlichen Ergebnissen, was seine Wirksamkeit bei PMS-Symptomen, wie Hitzewallungen, Reizbarkeit, Kopfschmerzen, Blähungen und Brustspannen, betrifft. Es wird angenommen, dass Mönchspfeffer die Prolaktin-Ausschüttung indirekt reguliert sowie reizlindernd und entzündungshemmend wirkt, wofür ein Zusammenspiel mehrerer seiner Inhaltsstoffe verantwortlich sein dürfte.

Handlungsempfehlung

Check-ups (Weitere Infos unter https://biogenadiagnostics.com)
Analyse von Östradiol und Progesteron im Speichel in der 2. Zyklushälfte (idealerweise zwischen dem 19. und 21. Zyklustag)
Analyse von Calcium, Folsäure, fT3, fT4, Magnesium, Prolaktin, Serotonin sowie den Schilddrüsenhormen fT3, fT4, TSH Vitamin B_6, Zink

Mikronährstoffe	Produktempfehlungen
B-Vitamine, Vitamin D_3, Magnesium, Calcium, Zink, Eisen, Kupfer, Extrakte aus *Ginkgo biloba*, Pinienrinde und Mönchspfeffer	P-M-S Formula®

Lifestylemodifikationen

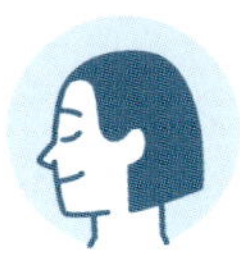

Stress kann die Symptome der Wechseljahre verstärken. Yoga und Meditation können den Stress abbauen und dabei helfen, den Körper zu entspannen. Auch Spaziergänge in der Natur können bei Stress Wunder wirken.

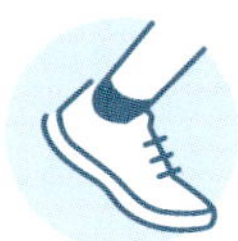

Regelmäßige Bewegung wirkt sich positiv auf den Hormonhaushalt aus. Im Vordergrund steht nicht die Leistung, sondern eine ausgeglichene Art der Bewegung. Zwei- bis dreimal pro Woche 30 Minuten Bewegung wie Nordic Walking, langsames Laufen oder Radfahren zählen zu den beliebtesten sanften Bewegungsmöglichkeiten, um den Stress zu reduzieren.

EISENMANGEL

Energielosigkeit, Blässe

Michael

39 Jahre

>> Die Geschichte

Als Vegetarier, der die meiste Zeit seines Lebens kein Fleisch gegessen hat, war ich eigentlich **schon immer von einem Eisenmangel betroffen.** Trotz meiner Ausbildung als TCM-Coach habe ich es nie geschafft, einem Mangel an diesem essenziellen Spurenelement mit einer ausgewogenen pflanzlichen Ernährung in Form von eisenreichen Lebensmitteln wie Hafer, Datteln, roten Rüben & Co entgegenzuwirken. Mein anhaltender Eisenmangel machte sich bei mir ganz klassisch bemerkbar: **Ich war energielos, empfindlich auf grelles Licht und Lärm und überhaupt nicht stressresistent. Zusätzlich litt ich auch unter blassen Lippen und hatte schlichtweg zu wenig Energie für Sport,** den ich eigentlich immer gerne ausübte.

>> Der Weg

Der Gang zu meinem Hausarzt erbrachte nach regelmäßigen Blutuntersuchungen immer das gleiche Ergebnis: **die Einnahme von Eisenpräparaten,** die mir nicht nur im wahrsten Sinne des Wortes sauer aufstießen, sondern auch **kaum positive Auswirkungen auf meinen Eisenspiegel** hatten. Als ich dann für Biogena zu arbeiten begann, **stieß ich schnell auf den Bestseller MoFerrin® 21** mit pflanzlichem Eisen, von dem ich als Vegetarier sofort begeistert war. Ich begann MoFerrin® 21 über mehrere Monate hinweg einzunehmen und **merkte schnell, wie viel mehr Energie und Elan ich plötzlich hatte.** Doch nicht nur das. Ich bemerkte **auch positive Auswirkungen auf meinen Schlaf und meine Stressresistenz.**

>> Der Erfolg

Für mich zählt MoFerrin® 21 zu meinen persönlichen Top-Produkten die ich nach wie vor täglich einnehme. Zwischenzeitlich habe ich als TCM-Coach immer wieder kinesiologisch ausgetestet, ob die Eisenreserven meines Körpers schon genug aufgefüllt sind, aber mein Körper hat mir klar signalisiert, dass ich das MoFerrin® 21 nicht absetzten soll. **Ich fühle regelrecht, wie das pflanzliche Eisen meine Substanz nährt und meinem Körper das gibt, was er braucht,** und das, ohne rotes Fleisch essen zu müssen, bei einer top Verträglichkeit. Seither gehören meine Mangelsymptome der Vergangenheit an und ich habe sogar wieder genug Energie, um Sport zu treiben und laufen zu gehen.

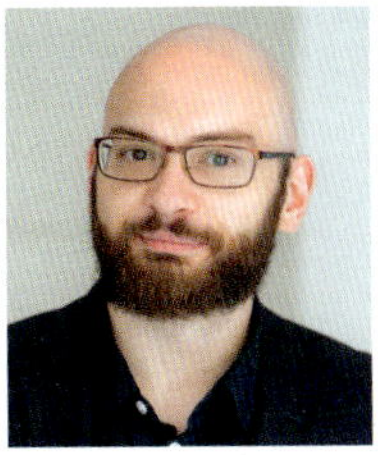

Dr. Michael Kohlberger

Humanbiologe und Mitglied des MIRACON-Science-Wissenschaftsteams

>> Die wissenschaftliche Einschätzung
von Dr. Michael Kohlberger

Die Menschen ernähren sich heutzutage viel diverser als früher. Es gibt unterschiedlichste Ernährungsformen, die wiederum unterschiedlich gelebt werden. Egal wie die Ernährungsform aussieht, muss darauf geachtet werden, alle Makro- und Mikronährstoffe in angemessenem Maße zuzuführen. Für Vegetarier und Veganer war Eisen immer schon ein Thema. Schafft man es nicht mehr, über die Ernährung ausreichend zuzuführen, stehen mittlerweile ausgezeichnete pflanzliche Eisenpräparate zu Verfügung. Sie belasten den Darm nicht und können dank guter Verträglichkeit dauerhaft eingenommen werden.

Handlungsempfehlung

Check-ups	(Weitere Infos unter https://biogenadiagnostics.com)
Eisenmangel-Check, Premium-Mikronährstoff-Check	

Mikronährstoffe	Produktempfehlungen
Pflanzliches Eisen und Vitamin C	MoFerrin® 21
4 Eisenverbindungen und Camu-Camu-Extrakt	QuattroFerrin® 21
Pflanzliches Eisen aus Buchweizen und Vitamin C	Ferrogena® 10

Lifestylemodifikationen

Für viele Menschen dürfen Getränke wie Kaffee und Grün- oder Schwarztee im Alltag nicht fehlen. Gerade Frauen mit unentdecktem Eisenmangel greifen besonders gerne zu den koffeinhaltigen Getränken. Die beliebten Muntermacher enthalten Polyphenole, die zwar einen hohen gesundheitlichen Nutzen haben, aber auch die Eisenresorption beeinträchtigen können.

Tipp: Achten Sie auf einen Abstand von 2–3 Stunden zwischen der Einnahme von Eisensupplementen und dem Konsum von Kaffee oder Tee.

WECHSELJAHRESBESCHWERDEN

Schweißausbrüche, Menopause

Astrid
55 Jahre

>> Die Geschichte

Als Frau mittleren Alters hat mich das Klimakterium zum Glück nicht so hart getroffen wie manch andere Frauen. Im Grunde plagten mich **vorwiegend Schweißausbrüche, die dafür aber heftig** – ich schwitzte ununterbrochen und das auch noch sehr stark. Wenn einer dieser Schweißausbrüche heftig ausfiel, waren meine **Haare sogar richtig nass, wie als würde ich aus der Dusche kommen.** Man kann sich ausmalen, wie belastend dieser Zustand für mich vor allem in meinem Alltag war. Meine Frauenärztin bat mir neben der Einnahme von Hormonen auch einen homöopathischen Weg an und riet mir zur Einnahme von Rotklee. Zwei Monate später waren meine Schweißausbrüche leider genauso stark wie zuvor.

>> Der Weg

Nachdem die Einnahme von Rotklee leider mein Problem nicht beseitigt hat, gab es **laut meiner Frauenärztin nur mehr eine Möglichkeit – Hormone.** Diese hatten sowohl positive als auch negative Auswirkungen auf meinen Körper, waren im Endeffekt aber nicht das Richtige, um meinen Körper im Klimakterium bestmöglich zu unterstützen. **Als Fan von Nahrungsergänzungsmitteln von Biogena war der Biogena-Store meine Anlaufstelle Nummer eins,** vor allem um bezüglich meines Problems gut beraten zu werden. **Mir wurde das Präparat Nutrifem Agnubalance® empfohlen,** um meine extremen Schweißausbrüche endlich in den Griff zu bekommen.

>> Der Erfolg

Der Wechsel ist für jede Frau anstrengend – mit Nutrifem Agnubalance® muss das aber nicht sein. Ich war wirklich positiv überrascht, wie schnell dieses Mikronährstoffpräparat gegen meine Wechseljahresbeschwerden geholfen hat. **Meine Schweißausbrüche sind bereits kurz nach der ersten Einnahme von Nutrifem Agnubalance® weniger geworden.** Ein netter Nebeneffekt ist ebenfalls eingetreten – meine Verdauung ist seither auch wieder richtig in Schwung. Meine Schweißausbrüche habe ich mittlerweile gut im Griff und ich kann gut mit meinem Wechsel leben. Lediglich der Verzehr von Chips und Schokolade bringt mich nach wie vor zum Schwitzen – das lässt sich aber mit einer Kapsel Nutrifem Agnubalance® danach wieder super regulieren.

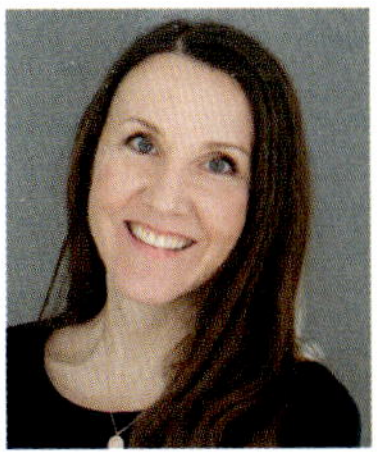

Mag. Margit Weichselbraun

Ernährungswissenschaftlerin und Mitglied des MIRACON-Science-Wissenschaftsteams

>> Die wissenschaftliche Einschätzung
von Mag. Margit Weichselbraun

Während der Wechseljahre kommt es zu hormonellen Veränderungen bei der Frau, die sich auf verschiedene Art und Weise äußern können, und dabei zählen Hitzewallungen, Reizbarkeit und Schlafstörungen zu den bekanntesten. Es gibt pflanzliche Phytoöstrogene wie Diosgenin oder Genistein, die in der Yamswurzel, Rotklee oder Soja zu finden sind. Diese pflanzlichen Östrogene haben eine östrogenmodulierende Wirkung, sind jedoch schwächer als das körpereigene Hormon. Das ist der Grund warum Phytoöstrogene sowohl in Phasen der Unter- als auch Überproduktion von Östrogen eine gute Wirkung zeigen. Bei einem niedrigen Östrogenspiegel binden sie an die freien Rezeptoren und erhöhen die Hormonwirkung leicht, bei einem hohen Östrogenspiegel blockieren sie die Rezeptoren und schwächen die Wirkung dadurch ab.

Handlungsempfehlung

Check-ups (Weitere Infos unter https://biogenadiagnostics.com)
Analyse von Östradiol und Progesteron im Speichel in der 2. Zyklushälfte (idealerweise zwischen dem 19. und 21. Zyklustag)
Analyse von Calcium, Folsäure, Schilddrüsenhormonen fT3 und fT4, Magnesium, Prolaktin, Serotonin, Schilddrüsenhormon TSH, Vitamin B_6, Zink
Deep Dive Health Package für die Frau

Mikronährstoffe	Produktempfehlungen
Extrakte aus Yamswurzel, Fenchel, Hopfen, Soja, Mönchspfeffer und Trans-Resveratrol, Vitamin E und Vitamin B_6	**Nutrifem Agnubalance®**

Lifestylemodifikationen

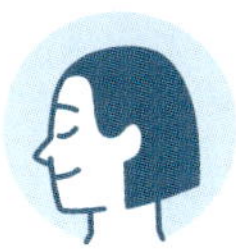

Stress kann die Symptome der Wechseljahre verstärken. Yoga und Meditation können den Stress abbauen und dabei helfen, den Körper zu entspannen. Auch Spaziergänge in der Natur können bei Stress Wunder wirken.

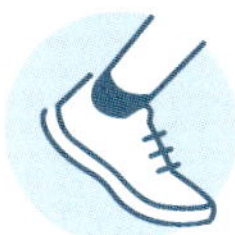

Regelmäßige Bewegung wirkt sich positiv auf den Hormonhaushalt aus. Zwei bis dreimal pro Woche 30 Minuten Bewegung wie Nordic Walking, langsames Laufen oder Radfahren zählen zu den beliebtesten sanften Bewegungsmöglichkeiten, um den Stress zu reduzieren.

Kathrin

42 Jahre

VERÄNDERTER MENSTRUATIONSZYKLUS

Eisenmangel, Müdigkeit

>> Die Geschichte

Ich bemerkte an mir selbst, dass ich von Tag zu Tag immer müder und antriebsloser wurde. Mir fehlte es im Alltag einfach an Energie und auch meine Laune war meistens schlecht. Mein Zyklus veränderte sich ebenfalls. Er wurde unregelmäßig und verkürzte sich. **Ich wollte herausfinden, was dahintersteckt, und ließ im Labor ein Blutbild machen.** Dabei **zeigte sich nicht nur ein Eisenmangel, sondern bereits eine Eisenmangelanämie.** Doch nicht nur das. **Aus dem Blutbefund ging auch ein Mangel an Vitamin D und einigen B-Vitaminen hervor.** Gerade in Zeiten der Pandemie war mir eine optimale Versorgung mit Mikronährstoffen zur Unterstützung des Immunsystems und der Psyche besonders wichtig.

>> Der Weg

Meine Gynäkologin empfahl mir, meinen Eisenspeicher so schnell wie möglich mit MoFerrin® 21 aufzufüllen, um vor allem meiner ständigen Müdigkeit entgegenzuwirken. **Außerdem nahm ich Vitamin B_{12} ein und spürte die Wirkung bereits nach drei bis vier Tagen.** Es ging mir deutlich besser und auch die Müdigkeit ließ deutlich nach. **Wegen meiner kurzen Zyklen legte sie mir die Einnahme der Yamswurzel mit dem Inhaltsstoff Diosgenin nahe,** welcher Ähnlichkeit mit dem körpereigenen Hormon Progesteron hat. Ich entschied mich für Nutrifem Agnubalance®, welches neben der Yamswurzel auch Extrakte aus Fenchel, Hopfen, Soja und Mönchspfeffer enthält.

>> Der Erfolg

Die regelmäßige Einnahme von MoFerrin® 21, Nutrifem Agnubalance® und Vitamin B_{12} zeigte schnell Erfolg. **Meine Laune verbesserte sich, ich fühlte mich wieder fitter und auch weniger müde. Auch meine Blutungen kamen mit größerem Abstand, was sich auf meinen Eisenstatus auswirkte.** Nach sechs Monaten waren meine Eisenwerte durch die zusätzliche Einnahme von MoFerrin® 21 top. Damit mein Eisenwert weiterhin auf einem guten Niveau bleibt, nehme ich dauerhaft Eisen und Vitamin C ein und lasse ich mein Blut regelmäßig untersuchen. Meinem Immunsystem greife ich mit Vitamin D und Multispektrum 24/7® unter die Arme.

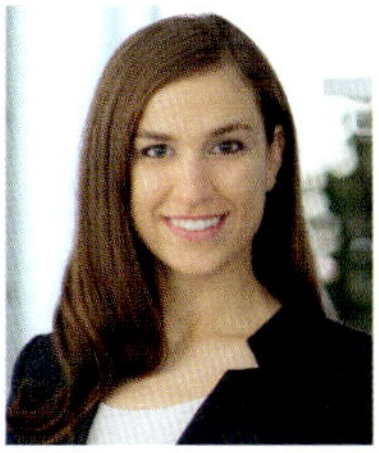

Mag. pharm. Ines Schachenhofer

Pharmazeutin und Mitglied des MIRACON-Science-Wissenschaftsteams

>> Die wissenschaftliche Einschätzung
von Mag. pharm. Ines Schachenhofer

Bei zunehmender Antriebslosigkeit und Veränderungen des Menstruationszyklus ist eine Erhebung des Mikronährstoffstatuts und des Hormonspiegels ein guter Richtungsgeber für die weitere Behandlung. Eisenmangel äußerst sich oft in Antriebslosigkeit, aber auch ein Defizit von anderen Mikronährstoffen, besonders von B-Vitaminen, die im Energiestoffwechsel eine wichtige Rolle spielen, ist nicht auszuschließen. Phytoöstrogene wie Diosgenin können eine Dysregulation des Östrogenhaushalts wieder in Balance bringen. Mönchspfeffer unterstützt den Körper bei vielen Symptomen rund um den Menstruationszyklus. Dazu zählen das Prämenstruelle Syndrom (PMS), die Prämenstruelle Dysphorie (PMDD) und das Polyzystische Ovarialsyndrom (PCOS).

Handlungsempfehlung

Check-ups	(Weitere Infos unter https://biogenadiagnostics.com)
Premium-Mikronährstoff-Check, Analyse von Östradiol und Progersteron im Speichel in der 2. Zyklushälfte (idealerweise zwischen dem 19. und 21. Zyklustag)	

Mikronährstoffe	Produktempfehlungen
Pflanzliches Eisen und Vitamin C	**MoFerrin® 21**
Vitamin B_{12}	**Vitamin B_{12}**
Vitamin D_3	**Vitamin D_3 Tropfen**
Extrakte aus Yamswurzel, Fenchel, Hopfen, Soja, Mönchspfeffer undtrans-Resveratrol, Vitamin E und Vitamin B_6	**Nutrifem Agnubalance®**
Vitamine, Mineralstoffe, Carotinoide, Polyphenole, Coenzym Q10	**Multispektrum 24/7®**

Lifestylemodifikationen

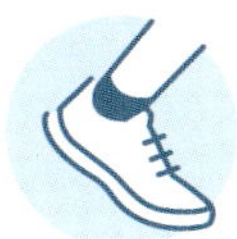

Regelmäßige Bewegung wirkt sich positiv auf die Nerven aus und hilft, den Kopf freizubekommen. Zwei bis dreimal pro Woche 30 Minuten Bewegung wie Nordic Walking, langsames Laufen oder Radfahren zählen zu den beliebtesten sanften Bewegungsmöglichkeiten, um den Stress zu reduzieren.

STARKE BESCHWERDEN DURCH HORMONSPIRALE

Unterleibsschmerzen, Haarausfall

Viktoria

23 Jahre

>> Die Geschichte

Vor nicht allzu langer Zeit **beschloss ich, mir die Hormonspirale einsetzten zu lassen** – eine Entscheidung, die ich sehr bald bereuen sollte. **Es folgten eine sechswöchige Dauerblutung und extreme Unterbauchkrämpfe,** die mich teilweise wortwörtlich in die Knie zwangen, weil mir die Luft wegblieb. **Zusätzlich war ich noch von Stimmungsschwankungen und starkem Haarausfall betroffen. Mir fielen die Haare büschelweise aus** und meine Friseurin bemerkte sogar kahle Stehlen an meinem Hinterkopf. Als Frau mit ohnehin schon feinen Haaren machte mir der Haarverlust wirklich Sorgen. Ich war verzweifelt, wollte mir die Hormonspirale aber noch nicht entfernen lassen, war sie doch eine teure Angelegenheit.

>> Der Weg

Ich fürchtete mich immer mehr vor weiteren Auswirkungen der Hormonspirale auf meinen Körper. **Nach jeder Periode hoffte ich, dass sich mein Körper auf die Hormone einstellt und die weiteren Regelblutungen wieder normal verlaufen. Doch das Gegenteil war der Fall.** Die Krämpfe verschlimmerten sich und auch meine Psyche litt. Ich war zeitweise nur mehr am Weinen. Nach über einem Jahr konnte und wollte ich diesen Zustand nicht mehr akzeptieren und bat meinen Hausarzt Dr. Markus Kemper um Hilfe. Er empfahl mir ein Kombinationsprodukt aus B-Vitaminen und Mineralstoffen, um meinen Körper wieder ins Gleichgewicht zu bringen.

>> Der Erfolg

Es war unglaublich, wie schnell es mir nach der Einnahme des Mikronährstoffpräparats besser ging, noch bevor ich mir die Hormonspirale rausnehmen ließ. **Bereits bei der nächsten Periode verspürte ich nicht mehr dieses kalte unangenehme Ziehen, unter dem ich über ein Jahr gelitten hatte, und auch die schmerzhaften Krämpfe blieben aus.** Die Unterleibsschmerzen waren nicht ansatzweise so stark wie die vorherigen und auch mein Haarausfall stoppte regelrecht. Mittlerweile ist mir klar, dass mein Körper die Hormonspirale als Fremdkörper angesehen hat und alles versucht hat, sie loszuwerden. Umso glücklicher bin ich, weil es jetzt wieder geht.

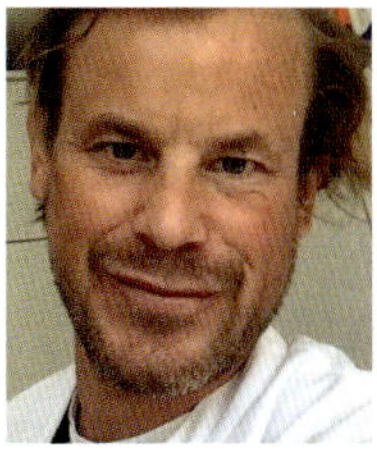

**Dr. med.
Markus Kemper**

Arzt für Allgemeinmedizin und für Gesundheitsförderung und Prävention,
80935 München, Deutschland

>> Die medizinische Einschätzung
von Dr. med. Markus Kemper

Hormonelle Kontrazeptiva können den Körper auf hormoneller Ebene ins Ungleichgewicht bringen, da sie einige Mikronährstoffe und deren Verbrauch beeinflussen. Umso wichtiger ist es, die Bereiche, für die man selbst etwas tun kann, wieder auszubalancieren und den Körper mit den nötigen Mikronährstoffen zu versorgen. Bei Viktoria zeigte sich eine mögliche Gemeinsamkeit der Symptome. Die B-Vitamine, genauso wie die Mineralien Magnesium und Zink, sind wichtige Stoffwechselpartner für das normale Haarwachstum sowie wie bei Muskelkrämpfen und Stimmungsschwankungen. Es ist beispielsweise bekannt, dass hormonelle Kontrazeptiva wie die Pille den Vitamin-B_6-Spiegel im Blut senken und dadurch den Tryptophanhaushalt stören können. Tryptophan wird in Serotonin umgewandelt und eine Störung dieses Umwandlungsschrittes kann zu Stimmungseinbußen führen. Zusätzlich weiß man, dass auch die Blutlevel von Magnesium, Vitamin B_2 und Folsäure durch die Einnahme hormoneller Kontrazeptiva sinken können.

Handlungsempfehlung

Check-ups	(Weitere Infos unter https://biogenadiagnostics.com)
Serotonin aus gefrorenem Serum oder stabilisiertem 2. Morgenurin, Premium-Mikronährstoff-Check	

Mikronährstoffe	Produktempfehlungen
Lecithin, B-Vitamine	**Lecithin B-Komplex**
Zink	**DreiSalz® Zink 9 mg**
Magnesium	**Magnesiumcitrat**
Vitamin C	**Vitamin C Naturtrilogie®**

Lifestylemodifikationen

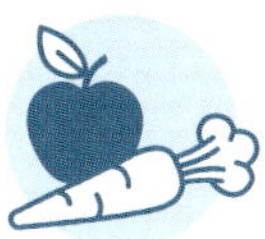

Essen Sie sich glücklich! Die Ernährungsform des Glücks beinhaltet Nahrungsmittel mit hohen Mengen an Tryptophan, Magnesium und B-Vitaminen. Die Banane bildet hierbei den Prototypen eines glücklich machenden Lebensmittels mit einer hohen Tryptophanmenge, aber auch Parmesan, Camembert, Cashewkerne, Weizenkeime und Erdnüsse sind gute Tryptophan-Lieferanten. Bananen und Nüsse sind zusätzlich ideale Magnesium-Lieferanten für zwischendurch.

EISENMANGEL

Ermüdung, Blässe, Haarausfall

Milica

44 Jahre

>> Die Geschichte

Ein **starker Eisenmangel** war bei mir schon fast normal, schließlich litt ich bereits **seit meinem 18. Lebensjahr** daran. Dieser **zeigte sich wie bei vielen anderen Frauen in klassischen Symptomen wie starker Müdigkeit, Erschöpfung und Konzentrationsschwäche.** Auch optisch hinterließ der Eisenmangel seine Spuren. **Ich war blass und hatte starken Haarausfall.** Besonders belastend war für mich aber die Antriebslosigkeit. Dadurch, dass ich die meiste Zeit müde und erschöpft war, war ich **auch oft gereizt und meine Stimmung schlecht.** Der Eisenmangel machte sich auch im Arbeitsalltag bemerkbar. Mir fiel es einfach schwer, mich zu konzentrieren, weswegen ich viele Aufgaben nicht erledigen konnte.

>> Der Weg

Da ich auch unter anderen frauenspezifischen Problemen litt, kam ich über das Internet auf einen **Frauenarzt,** welchem ich meine gesundheitlichen Probleme schilderte und der einen aktuellen Bluttest veranlasste. Das Gespräch verlief sehr aufschlussreich und er **empfahl mir die Einnahme von MoFerrin® 21, einem Mikronährstoffpräparat mit pflanzlichem Eisen,** das nicht nur natürlich, sondern auch effizient und gut verträglich ist. Eisen dient nicht nur der Blutbildung, sondern auch der Energiegewinnung in den Zellen und dem Transport von Sauerstoff. Dadurch trägt Eisen dazu bei, die Müdigkeit und die schnelle Ermüdung zu verringern, die im Zuge eines Mangels so häufig auftritt.

>> Der Erfolg

Direkt im Anschluss an die Einnahme von MoFerrin® 21 wurde mein Blut wieder kontrolliert und nach all den Jahren lagen meine Eisenwerte zum ersten Mal im Normalbereich. Den Erfolg konnte ich nach einem Monat auch bei mir selbst beobachten. **Ich war deutlich energiegeladener und konnte mich viel besser konzentrieren.** Mir gingen dadurch viele Aufgaben in der Arbeit viel leichter von der Hand als vorher. Ich würde jedem mit Eisenmangel das Produkt MoFerrin® 21 nahelegen, weil ich weiß, wie schlecht verträglich herkömmliche Eisenpräparate sein können und dass viele von der Einnahme von diesem sanften pflanzlichen Eisen profitieren würden.

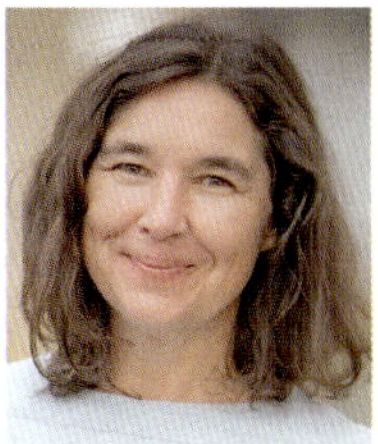

Lisa Ressi, MSc

Dipl. Gesundheits- und Krankenpflegerin und Mitglied des MIRACON-Science-Wissenschaftsteams

>> Die wissenschaftliche Einschätzung
von Lisa Ressi, MSc

Ein Mangel an Eisen zählt zu den häufigsten Ursachen von Müdigkeits- und Erschöpfungszuständen bei Frauen, aber auch bei den Männern ist eine Eisenmangelsituation häufiger gegeben, als man vielleicht denken mag. Um ein Eisendefizit im Blut auszugleichen, gibt es mittlerweile eine große Auswahl von Eisenverbindungen und Eisenquellen. Dabei sind Kriterien wie synthetisch, pflanzlich oder tierisch, aber auch die Verträglichkeit, die wichtigsten Faktoren. Pflanzliche Eisenverbindungen aus Curryblatt, Buchweizen oder dem Pilz *Aspergillus oryzae* sind sanft zum Darm und werden in der Regel gut vertragen.

Handlungsempfehlung

Check-ups	(Weitere Infos unter https://biogenadiagnostics.com)
Eisenmangel-Check	

Mikronährstoffe	Produktempfehlungen
Pflanzliches Eisen und Vitamin C	MoFerrin® 21

Lifestylemodifikationen

Für viele Menschen dürfen Getränke wie Kaffee und Grün- oder Schwarztee im Alltag nicht fehlen. Gerade Frauen mit unentdecktem Eisenmangel greifen besonders gerne zu den koffeinhaltigen Getränken. Die beliebten Muntermacher enthalten allerdings Polyphenole, welche zwar einen hohen gesundheitlichen Nutzen haben, aber auch die Eisenresorption beeinträchtigen können.

Tipp: Achten Sie auf einen Abstand von 2–3 Stunden zwischen der Einnahme von Eisensupplementen und dem Konsum von Kaffee oder Tee.

Nicole

32 Jahre

GEWICHTSSCHWANKUNGEN DURCH HORMONELLE VERHÜTUNGSMITTEL

Hitzewallungen, Menopause

>> Die Geschichte

Seit meinem 20. Lebensjahr habe ich hormonell verhütet und mir regelmäßig die Dreimonatsspritze von meinem Frauenarzt verabreichen lassen. Unter Nebenwirkungen habe ich eigentlich nie gelitten, weder psychisch noch körperlich. Erst **als ich die Dreimonatsspritze absetzte, merkte ich eine deutliche Veränderung auf meiner Köperwaage.** Ich legte ordentlich an Gewicht zu. Zuerst glaubte ich an einen Zufall, aber auch beim zweiten Absetztten der Dreimonatsspritze **nahm ich sechs Kilo zu und hatte sogar Hitzewallungen.** An meinem Lebensstil konnte es nicht liegen, legte ich doch viel Wert auf mein Äußeres und trieb nicht nur viel Sport, sondern achtete auf eine gesunde Ernährung.

>> Der Weg

Nachdem ich meinen Frauenarzt darauf ansprach, konsultierte ich noch andere Gynäkologen. Die Antwort war aber bei allen gleich: Es bestünde kein Zusammenhang zwischen meiner Gewichtszunahme und dem Absetzten der Dreimonatsspritze. In mir drinnen wusste ich aber, dass es eine Verbindung geben muss, verlor ich ja auch wieder Gewicht, wenn ich mir die Dreimonatsspritze wieder setzten ließ. **Ich fing an, mich mit Hormonen auseinanderzusetzten,** und je mehr ich darüber in Erfahrung brachte, desto mehr **vermutete** ich **eine künstliche Menopause (Wechseljahre),** ausgelöst durch die regelmäßigen Dreimonatsspritzen. **Ich wollte nicht erneut zur hormonellen Verhütung greifen und entschied mich dafür, bestimmte Biogena-Präparate auszuprobieren.**

>> Der Erfolg

Ich entschied mich für **Nutrifem Agnubalance®, ein Kombinationsprodukt, das die Balance des weiblichen Hormonhaushalts unterstützt.** Der Erfolg nach der regelmäßigen Einnahme kann sich sehen lassen. **Trotz Absetzens der Dreimonatsspritze im Frühjahr 2019 habe ich nicht mehr an Gewicht zugenommen.** Für mich war das Produkt genau das, was mein Körper benötigt hat, um wieder in Balance zu kommen. Bis zum heutigen Tag nehme ich Nutrifem Agnubalance® täglich ein, treibe weiterhin täglich Sport, achte auf eine ausgewogene Ernährung und fühle mich gut dabei. Ein voller Erfolg für mich und ein Appell an alle Frauen, auf den eigenen weiblichen Körper zu hören.

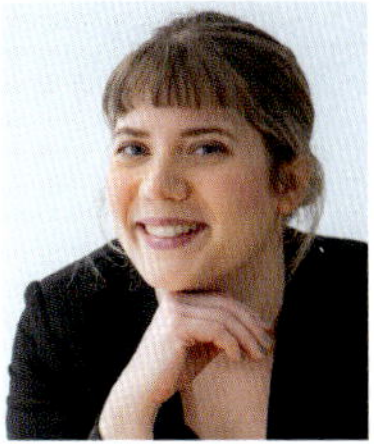

Natalie Lebner, MSc

Ernährungswissen-schaftlerin und Mitglied des MIRACON-Science-Wissenschaftsteams

>> Die wissenschaftliche Einschätzung
von Natalie Lebner, MSc

Kommt es zu einer unerwünschten Senkung des Östrogenspiegels, besteht die Möglichkeit, dem mit Östrogenmimetikern, also Stoffen, die dem Östrogen sehr stark ähneln, entgegenzuwirken. Diosgenin aus der Yamswurzel oder Genistein aus der Sojapflanze sind solche Mimetika, die eine sanfte Steigerung des Östrogens im Körper ermöglichen können. Auch Mönchspfeffer ist ein traditionelles Mittel bei gynnäkologischen Beschwerden. Es enthält ätherische Öle, Flavanoide und weitere Stoffe, die den Hormonhaushalt einer Frau unterstützen können. Das großartige an diesen Stoffen ist, dass sie die Östrogenwirkung je nach Östrogenkonzentration im Blut abschwächen oder steigern und somit den Hormonhaushalt wieder in Balance bringen können.

Handlungsempfehlung

Check-ups	(Weitere Infos unter https://biogenadiagnostics.com)
Analyse von Östradiol und Progesteron im Speichel in der 2. Zyklushälfte (idealerweise zwischen dem 19. Und 21. Zyklustag), Deep Dive Health Package für die Frau	

Mikronährstoffe	Produktempfehlungen
Extrakte aus Yamswurzel, Fenchel, Hopfen, Soja und Mönchspfeffer, trans-Resveratrol, Vitamine E und B_6	**Nutrifem Agnubalance®**

Lifestylemodifikationen

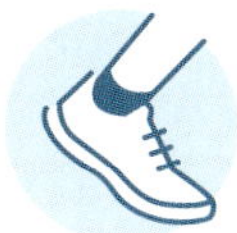

Regelmäßige Bewegung wirkt sich positiv auf die Nerven aus und hilft, den Kopf freizubekommen. Im Vordergrund steht nicht die Leistung, sondern eine ausgeglichene Art der Bewegung. Zwei bis dreimal pro Woche 30 Minuten Bewegung wie Nordic Walking, langsames Laufen oder Radfahren zählen zu den beliebtesten sanften Bewegungsmöglichkeiten, um den Stress zu reduzieren.

EISENMANGEL IN DER SCHWANGERSCHAFT

Verstopfung, Hämorrhoiden

Madeleine

36 Jahre

>> Die Geschichte

Dass Eisenmangel bei Frauen ein Riesenthema ist und das Spurenelement besonders in der Schwangerschaft eine wichtige Rolle spielt, war mir von Anfang an bewusst. **Als ich schwanger wurde, sank mein Ferritinspeicher in der Mitte meiner Schwangerschaft plötzlich rapide ab. Ich bekam herkömmliche Eisenpräparate verschrieben und reagierte auf diese wie viele andere Menschen auch mit Nebenwirkungen. Bei mir waren es Verstopfungen, die mir meinen Alltag zusätzlich erschwerten.** Diese waren so schlimm, dass sich meine Hämorrhoiden vergrößerten und jeder Gang zur Toilette zur Tortur wurde. Mein Frauenarzt verschrieb mir ein anderes Präparat, aber die Verstopfungen wurden einfach nicht besser. Ich fühlte mich einfach schrecklich.

>> Der Weg

Ich habe mich schon seit jeher mit gesunder Ernährung, aber auch Nahrungsergänzungsmitteln beschäftigt, um meine Gesundheit zu erhalten. **Meine Schwägerin brachte mich dann auf die Marke Biogena und empfahl mir das natürliche Eisenpräparat MoFerrin® 21. Im Gegensatz zu herkömmlichen Eisenpräparaten ist die Eisenquelle von MoFerrin® 21 pflanzlichen Ursprungs und zeichnet sich durch eine hohe Verträglichkeit aus.** Bis zum Ende meiner Schwangerschaft nahm ich eine Kapsel pro Tag ein. Meine Eisen- und Ferritinwerte wurden die ganze Schwangerschaft hindurch immer wieder kontrolliert, weswegen ich den Erfolg von MoFerrin® 21 auch stetig sehen konnte. Doch das Präparat hatte noch weitere Vorteile.

>> Der Erfolg

Nach der ersten Einnahme von MoFerrin® 21 verschwand die Verstopfung innerhalb von ein bis zwei Tagen und ich konnte endlich wieder normal auf die Toilette gehen. Man muss dazu sagen, dass anhaltende Verstopfung in der Schwangerschaft ein Problem darstellen und frühzeitige Wehen begünstigen kann. Aus diesem Grund war die Situation für mich auch so belastend. Die Hämorrhoiden blieben zwar bis ca. 3 Monate nach der Geburt meines Kindes vergrößert, **mithilfe von MoFerrin® 21 konnte ich aber meine Verstopfung und auch den Eisenmangel hinter mir lassen.** Ich kann MoFerrin® 21 jedem weiterempfehlen.

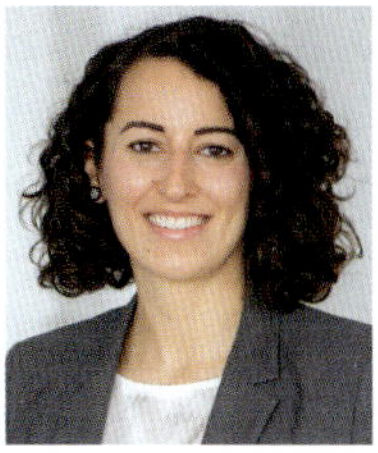

Camilla Freinek, MSc

Genetikerin, Biologin und Mitglied des MIRACON-Science-Wissenschaftsteams

>> Die wissenschaftliche Einschätzung
von Camilla Freinek, MSc

Eisenmangel in der Schwangerschaft ist ein bekanntes Thema und deshalb wird schwangeren Frauen zumeist eine Eisensupplementierung nahegelegt. Immer wieder kommt es bei der Einnahme von Eisenpräparaten zu Magen- und Darmproblemen, da insbesondere Eisensalze aufgrund ihres hohen oxidativen Potenzials die Schleimhäute belasten können. Alternativ zeigen pflanzliche Eisenpräparate eine bessere Verträglichkeit, da sie ein niedrigeres oxidatives Potenzial aufweisen.

Handlungsempfehlung

Check-ups	(Weitere Infos unter https://biogenadiagnostics.com)
Eisen-Test	

Mikronährstoffe	Produktempfehlungen
Pflanzliches Eisen und Vitamin C	MoFerrin® 21

Lifestylemodifikationen

Frauen sollten während der Schwangerschaft nicht mehr als 200–300 Milligramm Koffein täglich zu sich nehmen. Das entspricht 1–2 Espressi pro Tag oder 2 Tassen mittelstarkem Filterkaffee. Zusätzlich binden Stoffe im Kaffee und bestimmten Teesorten Eisen, wodurch die Eisenaufnahmen reduziert wird.

Tipp: Versuchen Sie, während der Einnahme von Eisenpräparaten auf einen zeitlichen Abstand von 2–3 Stunden zwischen der Einnahme von Eisen und dem Konsum von Kaffee oder Tee zu achten.

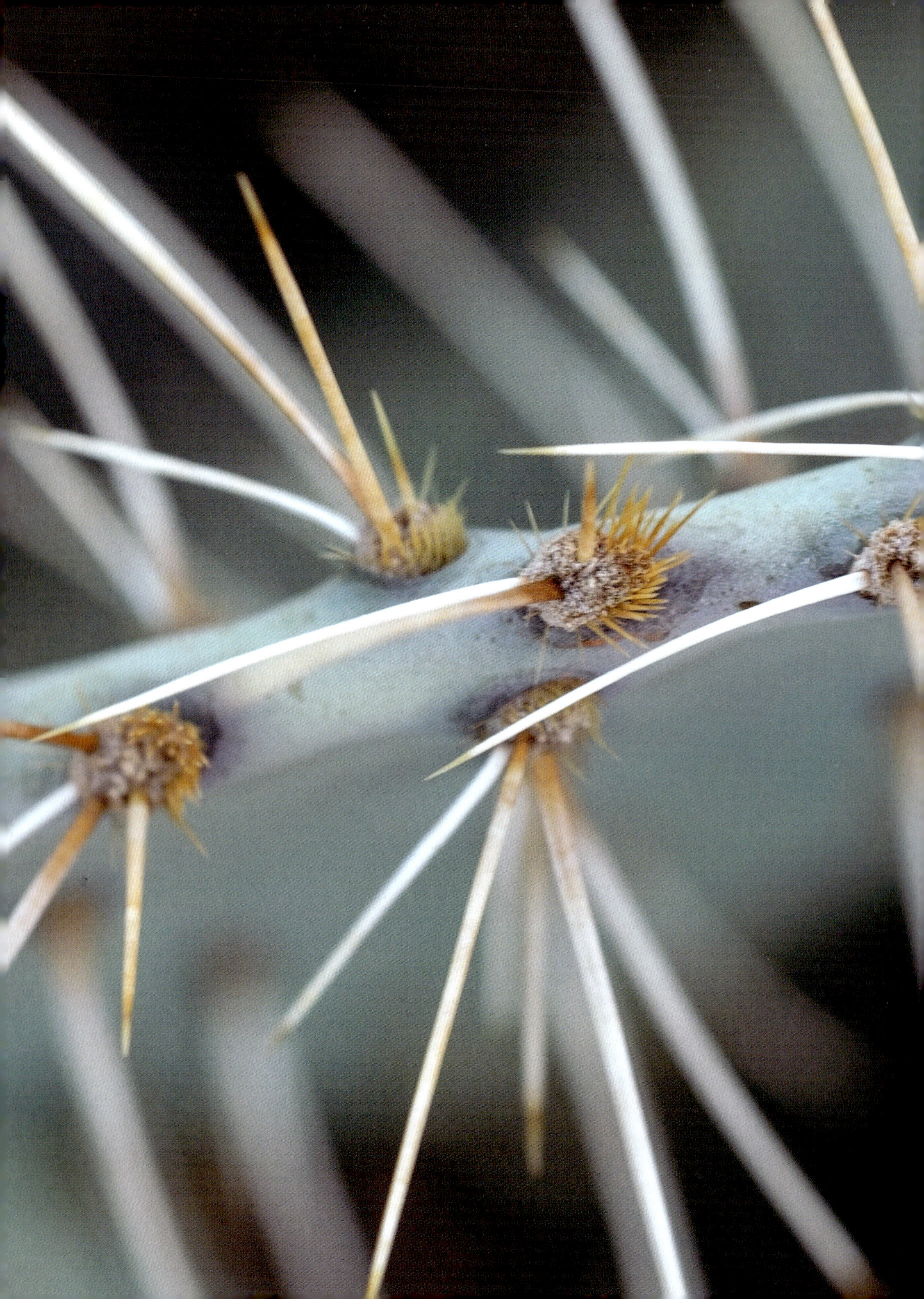

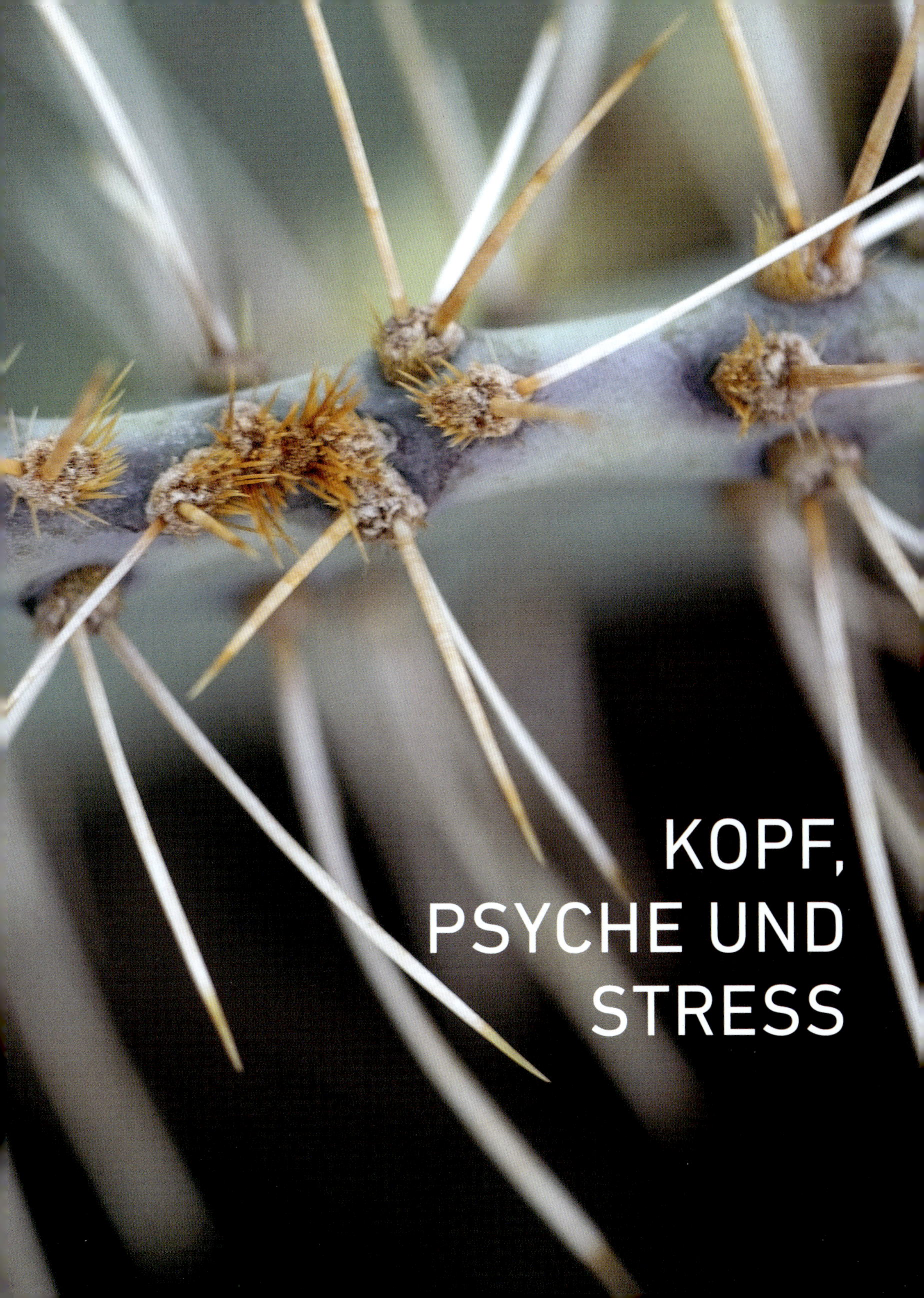

KOPF, PSYCHE UND STRESS

MIGRÄNE MIT HIRNSTAMM-AURA

Leistungssport, Mikronährstoffmangel

Lara
18 Jahre

>> Die Geschichte

Der Golfsport ist, seitdem ich sechs Jahre alt bin, ein fixer Bestandteil meines Lebens, den ich auch als Leistungssport betreibe. Mit zehn Jahren bin ich in den österreichischen Landeskader aufgenommen worden und **bin sogar zweifache Jugend-Staatsmeisterin.** Schon bald war es für mich nicht mehr möglich, in diesem Ausmaß Golf zu spielen, aufgrund von **Handgelenksverletzungen, aber auch seit fünf Jahren andauernden Kreislaufproblemen,** die mich in meiner sportlichen Leistung stark einschränkten. Die **Kreislaufprobleme haben mich verschiedene Farben sehen lassen, gefolgt von Schwindelgefühl und einschlafenden Händen, Füßen und teilweise sogar Gesicht.** In dieser Situation konnte ich mich nicht mehr konzentrieren, **hatte Atemnot und war sogar nicht mehr ansprechbar.**

>> Der Weg

Die Antwort von diversen Ärzten war immer die gleiche: Stress und vor allem der hohe Druck durch den Leistungssport, aber auch durch die Schule und die Pubertät sollten der Grund für meine gesundheitlichen Probleme sein. In ihren Augen war alles normal, ich habe aber selbst gespürt, dass etwas nicht passt. **Im Juni 2021** ging es mir zwei Tage in Folge so schlecht, dass ich ins Krankenhaus eingeliefert wurde und dort die **Diagnose Migräne mit Hirnstamm-Aura** erhielt. Ich **suchte Dr. Beatrix Thunn-Hohenstein auf, die eine Blutanalyse veranlasste, bei der sich eine Störung des Hormonhaushaltes, zu dickes Blut und einige Mikronährstoffmängel, darunter Omega 3, Eisen, Vitamin B_3, B_6, B_{12}, D_3 und Selen, zeigten.**

>> Der Erfolg

Über einen Bekannten, mit dem ich regelmäßig golfen gehe, kam ich zu den Mikronährstoffpräparaten von Biogena, die ich jetzt seit ca. zweieinhalb bzw. drei Monaten einnehme. Nach etwa eineinhalb Monaten habe ich schon die ersten Veränderungen gemerkt. Ich war die letzten Jahre immer total müde und fertig, ganz egal, wie viel ich geschlafen habe. Dieses Gefühl kenne ich, seitdem ich die Produkte von Biogena einnehme, gar nicht mehr. **Mittlerweile merke ich einen richtigen Unterschied, dass es mir wieder besser geht, und auch die Migräneanfälle werden nicht nur weniger,** ich habe sie auch besser im Griff. Das hat sich auch in meinen sportlichen Leistungen widergespiegelt: Im Sommer bin ich erneut Jugend-Staatsmeisterin geworden.

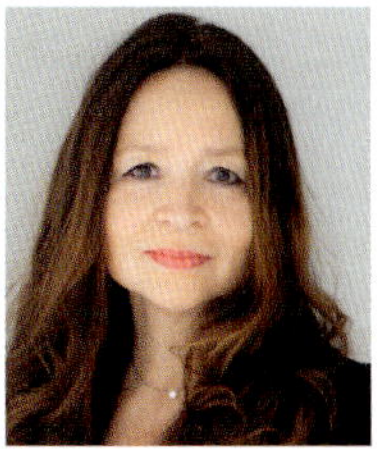

Mag. Diana Apflauer

Ernährungswissenschaftlerin und Mitglied des MIRACON-Science-Wissenschaftsteams

>> Die wissenschaftliche Einschätzung
von Mag. Diana Apflauer

Der Mikronährstoffbedarf eines Leistungssportlers ist erhöht, weshalb eine regelmäßige Mikronährstoffanalyse gerade im Leistungssport sinnvoll ist. Die Blutanalyse zeigt an, ob die Ernährung den Bedarf deckt oder ob man an ein paar Schrauben drehen sollte, um die Leistung zu erhalten. Da der Körper Defizite lang kompensieren kann, zeigt sich ein Leistungsabfall nicht unmittelbar. Werden Defizite über Monate oder sogar Jahre nicht ausgeglichen, äußert sich das in Regulationsstörungen verschiedener Prozesse im Körper; unerwünschte Symptome sind dann das Ergebnis. Wer sein Blut analysiert, weiß Bescheid und kann Handlungen setzen, um dauerhaft gesund und leistungsfähig zu bleiben.

Handlungsempfehlung

Check-ups (Weitere Infos unter https://biogenadiagnostics.com)
Premium-Mikronährstoff-Check, All-in-Check, Deep Dive Health Package für die Frau, Premium-Omega-3-Check

Mikronährstoffe	Produktempfehlungen
Alle Vitamine des B-Komplexes, Vitamin C und Phosphatidylserin (PS)	**Neurosagena® B-Komplex active Gold**
Vitamin D	**Vitamin D_3 15.000**
Selen	**Selen forte**
Eisen	**QuattroFerrin® 21**
Omega-3-Fettsäuren	**Omega 3 vegan DHA & EPA 450 Gold**

Lifestylemodifikationen

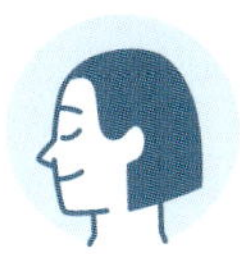

Versuchen Sie, die Ursache des Stresses zu erkennen und aufzulösen. Entspannen Sie sich regelmäßig mit Yoga, Meditation, Sport oder anderen Entspannungstechniken, wie autogenem Training. Denn schaffen Sie es, den Stress loszuwerden, reduziert sich die Wahrscheinlichkeit von Migräneattacken. Zusätzlich unterstützen Sie Ihre Gesundheit auf vielen weiteren Ebenen.

Vermehrter Alkoholkonsum führt zu unruhigem und nicht erholsamem Schlaf. Schlaf ist einer der wichtigsten Faktoren für den Abbau von Stoffwechselprodukten im Gehirn und den Stressabbau.

EINSCHLAFSTÖRUNGEN

Schlafprobleme, Gereiztheit, Abgeschlagenheit

Anna
31 Jahre

>> Die Geschichte

Seit Jahren habe ich regelmäßig Probleme beim Einschlafen. Ich würde sagen, dass ich mir schon lange schwer getan habe, Schlaf zu finden. **Ich wälzte mich dann im Bett so lange hin und her, bis ich zur Ruhe kam.** Das führte dazu, dass ich lange wach lag und nur hin und wieder schlief. Ich wachte dann auch nachts öfters auf und wälzte mich lange hin und her, um wieder einzuschlafen. Meinen Zustand am nächsten Morgen kann man sich denken: **Ich fühlte mich nie ausgeruht und auch Abgeschlagenheit machte sich breit.** Diese Tatsachen wirkten sich auch auf meine Nerven aus. Ich war deshalb **immer etwas gereizt.**

>> Der Weg

Als gesundheitsbewusster Mensch mache ich regelmäßig Vollblutanalysen und gleiche etwaige Mineralstoff- oder Vitaminmängel gezielt aus. Ich bin der festen Überzeugung, dass eine gute Versorgung mit Mikronährstoffen essenziell ist, um die eigene Gesundheit zu erhalten und das Wohlbefinden zu steigern. Daher war es für mich klar, dass ich in der Produktauswahl von Biogena das passende Mikronährstoffpräparat für meine Schlafstörungen finden würde. Ich **entschied mich für das Produkt fit@work® Sleep, das ich seit mittlerweile einem Monat regelmäßig einnehme.** Ich nehme täglich zwei Kapseln, etwa dreißig Minuten vor dem Schlafengehen. Dann erledige ich oft noch ein paar Kleinigkeiten, gehe ins Bad und merke, wie meine Augen nach zwanzig bis dreißig Minuten schwer werden.

>> Der Erfolg

Dieses Gefühl der Schläfrigkeit kannte ich davor nicht wirklich. Bislang bin ich abends einfach immer recht lange aufgeblieben, bis ich irgendwann müde wurde. **Mittlerweile kann ich das Schlafen zu einer vernünftigen Zeit fast schon „steuern". Ich bin immer noch überrascht, wie schnell ein Erfolg eingetreten ist.** Deutliche Besserungen sind schon nach dem dritten Einnahmetag eingetreten. Das Präparat wirkt wirklich immer und lässt mich jeden Tag schnell einschlafen. Dank fit@work® Sleep mit all seinen Mikronährstoffen habe ich einen deutlich besseren Schlaf und bin am nächsten Tag dadurch viel ausgeruhter und belastbarer.

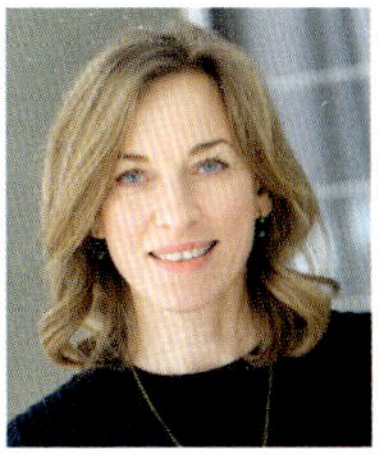

Mag. Kristiina Singer, MSc
Ernährungswissenschafterin und Mitglied des MIRACON-Science-Wissenschaftsteams

>> Die wissenschaftliche Einschätzung

von Mag. Kristiina Singer, MSc

Damit Körper und Geist müde werden und sich zum Schlafen bereit machen, schüttet der Körper Melatonin aus. Verspürt man abends keine Müdigkeit, kann es daran liegen, dass zu wenig Melatonin ausgeschüttet wird. Die Einnahme von Melatonin vor der gewünschten Schlafenszeit kann den Schlafrhythmus wieder ins Gleichgewicht bringen. Deshalb ist Melatonin auch ein beliebter Reisebegleiter für Menschen, die unter Jetlag leiden. In Kombination mit dem muskelentspannenden Magnesium und bestimmten schlaffördernden Pflanzenstoffen wie Hopfen und Baldrian steht einem erholsamen Schlaf nichts mehr im Wege. Um etwaige Mängel auszuschließen, die zu einer verminderten Melatonin-Produktion führen können, empfiehlt sich die Messung der hemmenden Neurotransmitter durch ein Labor.

Handlungsempfehlung

Check-ups	(Weitere Infos unter https://biogenadiagnostics.com)
Premium-Mikronährstoff-Check, All-in-Check, Deep Dive Health Package für die Frau	

Mikronährstoffe	Produktempfehlungen
Magnesium, Extrakte von Baldrian, Zitronenmelisse und Hopfen sowie Melatonin	**fit@work® Sleep**

Lifestylemodifikationen

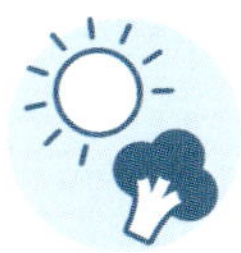

Ein Serotoninmangel stört den Schlaf, da Serotonin als Vorstufe des Schlafhormons Melatonin dient. Die wichtigste Empfehlung für den Serotoninaufbau ist Tageslichtexposition am Morgen bzw. Vormittag, am besten ohne Sonnenbrille und Kontaktlinsen.

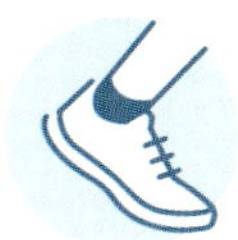

Sport und Bewegung helfen, den Kopf frei zu bekommen und sich Abends besser zu entspannen. Bewegen Sie sich am besten in der Natur, denn die Bäume geben natürliche Stoffe ab, die sich beruhigend auf den Menschen auswirken.

MIGRÄNE

Long-COVID, Sehstörungen

Laura

27 Jahre

>> Die Geschichte

Grundsätzlich habe ich mich immer als jung und fit bezeichnet, bis mich **vor zwei Jahren die erste Migräneattacke** traf, und diese hatte es in sich. Mit **enormen Kopfschmerzen, starker Übelkeit, Kribbeln am gesamten Oberkörper bis hin zur Zunge und sogar Sprachstörungen** landete ich schlussendlich im Krankenhaus. **Besonders schlimm** empfand ich die **neurologischen Symptome wie Tunnelblick und weitere Sehstörungen wie Flimmern,** welche bei mir vor einem Migräneanfall auftraten und auch als **Migräne mit Aura** bezeichnet werden. Diese empfand ich abgesehen von dem starken Schmerz als besonders bedrohlich; sie versetzten mich regelrecht in Panik.

>> Der Weg

Aus schulmedizinischer Sicht wird Migräne mit dementsprechend schwerer Medikation behandelt. **Ich wollte aber präventiv handeln und künftige Migräneattacken schon im Vorhinein unterbinden.** Wenn die Migräneattacke heftig war, fiel ich sogar mehrere Tage aus, weil es mir so schlecht ging. **Eine Freundin empfahl mir, die M-Formula® auszuprobieren.** Davor hatte ich mich eigentlich nicht mit Nahrungsergänzungsmitteln auseinandergesetzt. Mir war in dem Sinn gar nicht bewusst, dass es auch Alternativen zu Medikamenten gibt. Wie gut diese aber wirken können, hätte ich selbst nicht geglaubt, habe ich doch sehr unter meiner chronischen Migräne gelitten.

>> Der Erfolg

Dank der regelmäßigen Einnahme der M-Formula® habe ich meine chronische Migräne mittlerweile mehr als nur gut im Griff. Ich habe seit eineinhalb Jahren kaum mehr Attacken. Meine Migräne-Trigger kenne ich mittlerweile ebenfalls sehr gut und versuche diese, so gut es geht zu vermeiden. Falls mich dann doch wegen eines Wetterumschwungs oder starken Stresses eine Migräneattacke ereilt, fällt sie dank der M-Formula® auch nicht mehr so stark aus wie früher und **auch die Aura-Erscheinungen bleiben aus.** Seit meines Erfolgs bin ich ein großer Fan von Biogena und habe auch gute Erfahrungen mit anderen Produkten gemacht. So hat mir auch DoloZym® forte Gold bei meiner immer wiederkehrenden Sehnenscheidenentzündung geholfen und auch die Immun-Booster Vitamin D, Ester C und Zinkcitrat haben mich gut durch meine COVID-Erkrankung im letzten Herbst gebracht.

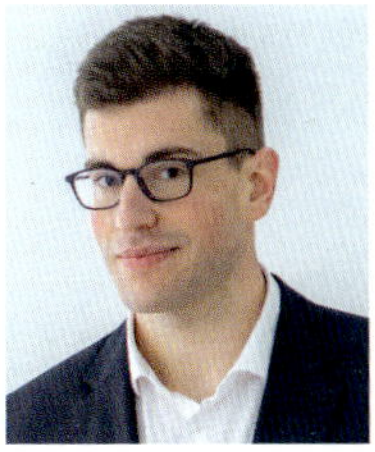

Michael Wäger, BSc, MSc

Biochemiker, Ernährungswissenschaftler und Leiter des MIRACON-Science-Wissenschaftsteams

>> Die wissenschaftliche Einschätzung
von Michael Wäger, BSc, MSc

Migräne ist ein bekanntes Leiden, dem man mittlerweile mit verschiedensten Ansätzen begegnet. Autogenes Training, das Herausfinden von persönlichen Trigger-Faktoren sowie medikamentöse Therapien sind die Mittel der Wahl. Zusätzlich können bestimmte Mikronährstoffe und Mineralien den Verlauf und die Häufigkeit von Migräneattacken abschwächen. Magnesium hat Einfluss auf die Erregungsleitung der Nerven. B-Vitamine haben eine protektive Wirkung auf die Nervenzellen. Ginkgo wirkt blutverdünnend sowie gefäßerweiternd und fördert die Durchblutung im Gehirn.

Handlungsempfehlung

Check-ups	(Weitere Infos unter https://biogenadiagnostics.com)
Premium-Mikronährstoff-Check, All-in-Check, Deep Dive Health Package für die Frau	

Mikronährstoffe	Produktempfehlungen
***Ginkgo biloba*, Coenzym Q10, Alpha-Liponsäure, Magnesium, Vitamine D_3 und B_2**	**M-Formula®**
Bromelain, Papain, Trypsin/Chymotrypsin, Quercetin, Citrusbioflavonoide und Traubenkern-Extrakt	**DoloZym® forte Gold**
Vitamine D_3, C, Zink	**Vitamin D_3 Tropfen, Ester-C® Gold, Zinkcitrat 30**

Lifestylemodifikationen

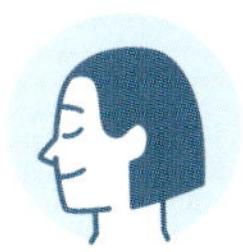

Entspannen Sie sich regelmäßig mit Yoga, Meditation, Sport oder anderen Entspannungstechniken, wie autogenem Training. Denn schaffen Sie es, den Stress loszulassen, reduziert sich die Wahrscheinlichkeit von Migräneattacken. Zusätzlich unterstützen Sie Ihre Gesundheit auf vielen weiteren Ebenen.

Stark histaminhaltiger Alkohol, wie Rotwein, verursacht bei vielen Menschen Kopfschmerzen, gilt aber bei einigen Migräne-Betroffenen auch als starker Trigger. Auch andere Spirituosen können Migräne begünstigen, da Alkohol generell als Histaminliberator gilt und die Freisetzung von Histamin im Körper fördert. Als Betroffener vermeiden Sie Alkohol am besten ganz bzw. reduzieren den Genuss.

KONZENTRATIONSSCHWIERIGKEITEN

Mikronährstoffmangel, Zinkmangel, Schlafstörungen

Daniela
40 Jahre
Tom
10 Jahre

>> Die Geschichte

Im Sommer vor drei Jahren kam mein Sohn Tom in die 1. Klasse und schon im Herbst begannen die Probleme. Seine Lehrerin berichtete, dass Tom **langsamer als seine Mitschüler** war, unter **Konzentrationsproblemen** litt und ihm **oft alles zu viel** war. Er musste sich sogar teilweise auch über das Wochenende mit den Unterlagen beschäftigen, um den Lernstoff nachzuholen. Tom war vor allem dann gestresst, wenn er mehrere Sachen parallel zu erledigen hatte, und wirkte einfach überfordert. Darüber hinaus haben bei meinem Sohn **seit der Kindheit auch Schlafprobleme** eine starke Rolle gespielt. **Ein- und Durchschlafschwierigkeiten begleiteten ihn fast jede Nacht.**

>> Der Weg

Als Mutter wollte ich die Ursache von Toms Schwierigkeiten ausfindig machen und kam über die Empfehlung eines Naturheilarztes auf Frau Dr. Föhr-Keller. Durch ihren Schwerpunkt auf Orthomolekularer Medizin **veranlasste Frau Dr. Föhr-Keller bei Tom eine Blutanalyse, bei der sich ein wirklich niedriger Zink-Wert zeigte.** So niedrig, dass es in den Augen von Dr. Föhr-Keller auch nicht weiter verwunderlich war, dass mein Sohn unter so starken Konzentrationsschwierigkeiten litt. Ich war wirklich überrascht, dass es trotz Toms ausgewogener Ernährung überhaupt zu Mikronährstoffdefiziten kommen konnte, aber **Dr. Föhr-Keller vermutete bei Tom eine genetische Veranlagung für seinen so niedrigen Zink-Wert und empfahl eine gezielte Supplementierung.**

>> Der Erfolg

In der Zeit von Toms Therapie führten seine Lehrerin und ich ein Protokollheft, um seinen Behandlungserfolg zu dokumentieren. **Es war so erstaunlich, wie schnell die ersten kleineren Erfolge bei ihm zu sehen waren.** Während er vorher regelrecht blockiert war und dann gar nichts mehr ging, **kommt er jetzt mit Stresssituationen problemlos klar.** Das konnte er sogar selbst beobachten. Jetzt, wo sein Zink-Wert durch die regelmäßige Supplementierung in einem normalen Bereich ist, hat er **auch keine Schlafprobleme mehr;** die waren nach einem Monat wie weggeblasen. Durch Toms Geschichte habe ich erkannt, wie wichtig eine ausreichende Mikronährstoffversorgung und regelmäßige Blutuntersuchungen sind.

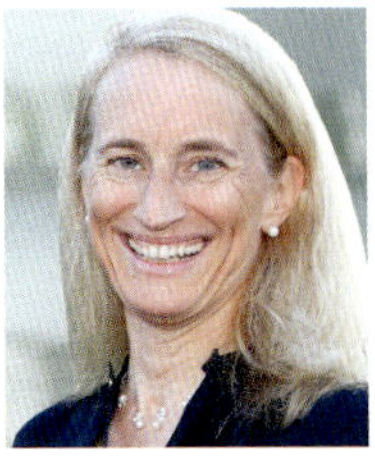

Dr. med. Antoinette J. Föhr-Keller
Ärztin für Allgemeinmedizin, Präventivmedizin und Orthomolekulare Medizin,
8808 Pfäffikon, Schweiz

>> Die medizinische Einschätzung von Dr. med. Antoinette J. Föhr-Keller

Defizite bei Mikronährstoffen können in allen Altersstufen auftreten, stellen aber vor allem für Kinder in der Entwicklungsphase ein großes Problem dar. Bei Tom hat sich neben anderen Mikronährstoffdefiziten ein besonders niedriger Zink-Wert gezeigt. Da Zink für viele Abläufe im Körper eine essentielle Komponente darstellt, so auch für das Nervensystem, ist es nicht weiter verwunderlich, dass Toms starkes Defizit zu Konzentrationsschwierigkeiten geführt hat und auch seinen Schlaf negativ beeinflusst hat. Die Orthomolekulare Medizin bietet hier die Möglichkeit, nicht nur präventiv, sondern auch kurativ zu agieren und den Körper durch gezielte Supplementierung zu unterstützen.

Handlungsempfehlung

Check-ups	(Weitere Infos unter https://biogenadiagnostics.com)
Premium-Mikronährstoff-Check	

Mikronährstoffe	Produktempfehlungen
Zink	Zinkpicolinat 15
Pyridoxal-5-Phosphat (P5P)	Vitamin B_6 aktiviert P5P
Vitamin C, Holunderblüten-Extrakt, Quercetin und Traubenkern-Extrakt	Ester-C® Gold
Vitamin B_{12}	Vitamin B12
Vitamin D_3	Junior Vitamin D_3

Lifestylemodifikationen

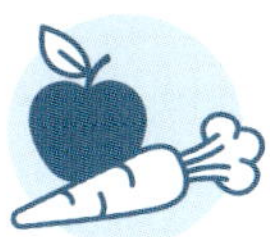

Eine ausgewogene und gesunde Ernährung mit viel frischem Obst und Gemüse ist besonders bei Kindern in der Entwicklung von großer Bedeutung. Viele Lebensmittel gelten als gesunde Zinklieferanten, darunter Vollkornprodukte, Spinat, Haferflocken und Weizenkeime.

STARKE BERUFLICHE BELASTUNG

Diffuses Körperkribbeln, Unruhe

Michael

30 Jahre

>> Die Geschichte

Auf meine neue Position **als Leiter einer großen Abteilung** habe ich lange hingearbeitet und in meiner Performance alles gegeben. Obwohl ich wusste, mit welch großer Verantwortung diese Rolle verbunden war, **traf mich die starke Belastung im Frühjahr härter als erwartet.** Durch den neuen Tätigkeitsbereich war ich mit vielen Neuerung konfrontiert und litt besonders anfangs unter der fehlenden Struktur, die ich sonst gewohnt war. Mein Körper reagierte schnell. **Ich schaffte es nicht mehr, nach der Arbeit abzuschalten, war ständig unter Strom und litt unter einem diffusen Kribbeln am ganzen Körper.** Ich war total überrascht, denn diese Art der Symptomatik war mir völlig neu.

>> Der Weg

Es folgte eine regelrechte Sinnkrise. Ich hatte zeitweise das Gefühl, auf mehreren Hochzeiten zu tanzen und keine Aufgabe mehr so zu lösen, wie ich es eigentlich von meinen hohen Qualitätsstandards gewohnt war. Ich wusste, dass ich diesem starken beruflichen Stress auf Dauer ohne Unterstützung nicht standhalten konnte. **Ich entschied mich für die Einnahme von Extrakten der Pflanze *Rhodiola Rosea*, welche die Stresstoleranz des Körpers nachweislich verbessert.** Ich nahm zwei Kapseln pro Tag über einen Zeitraum von fünf Monaten ein. Zusätzlich begann ich auch mit dem Journaling, der modernen Form des Tagebuchschreibens, was mir ebenfalls helfen sollte, mein Gedankenmuster besser zu verstehen und meine mentale Gesundheit zu stärken.

>> Der Erfolg

Schon ein paar Wochen nach der Einnahme von *Rhodiola Rosea* war die Anspannung in meinem Körper stark reduziert und das Kribbeln sogar ganz weg. Mit meinem persönlichen Mindset „It is, what it is" schaffe ich es seither, über den Dingen zu stehen und mich nicht mehr so schnell aus der Ruhe bringen zu lassen. Das Schaffen von Struktur im Alltag in Form von Wochenplänen hat ebenfalls stark dazu beigetragen, den Überblick zu behalten und dadurch für die nötige Stressreduktion zu sorgen. Ich kann jedem anderen in einer Führungsposition oder mit einem hektischen Alltag *Rhodiola Rosea* empfehlen – für mich Pflanzenpower „at its finest".

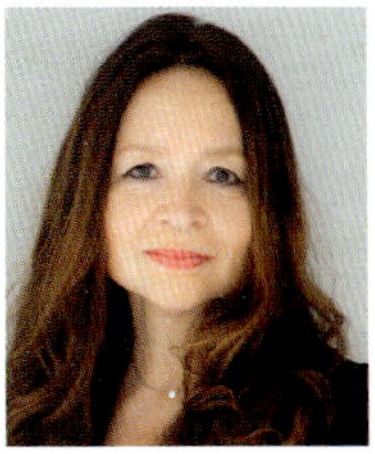

Mag. Diana Apflauer

Ernährungswissenschaftlerin und Mitglied des MIRACON-Science-Wissenschaftsteams

>> Die wissenschaftliche Einschätzung

von Mag. Diana Apflauer

Stress und dessen negative Auswirkungen sind ein gesellschaftliches Problem, das immer mehr zunimmt. Umso wichtiger ist es, den Menschen Werkzeuge in die Hand zu geben, diesen Stress zu bewältigen. Zu viel Stress kann sich in verschiedensten Formen manifestieren. Diesen als Auslöser für die eigenen gesundheitlichen Probleme zu erkennen, ist der erste wichtige Schritt, denn es gibt eine Vielzahl von Hilfsmittel, um mit dem Stress umgehen zu lernen. Das persönlich richtige und langfristig nutzbare Werkzeug zu finden, ist wichtig und eine weitere Herausforderung. Rhodiola Rosea wirkt unterstützend bei der Suche und gibt dem Körper die nötige Stressresistenz und somit die nötigen Reserven, um sich wieder ins Gleichgewicht zu bringen. Mittlerweile sind die positiven Wirkungen auf das Nervensystem, die Konzentrationsfähigkeit und die Stressresistenz gut dokumentiert und Gegenstand vieler Forschungen.

Handlungsempfehlung

Check-ups	(Weitere Infos unter https://biogenadiagnostics.com)
Premium-Mikronährstoff-Check, Deep Dive Health Package für den Mann	

Mikronährstoffe	Produktempfehlungen
Rhodiola-rosea-Extrakt	**Rhodiola Rosea**

Lifestylemodifikationen

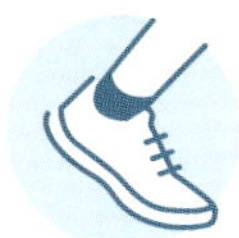

Sport und Bewegung helfen, den Kopf frei zu bekommen. Bewegen Sie sich am besten in der Natur, denn die Bäume geben natürliche Stoffe ab, die sich beruhigend auf den Menschen auswirken.

Alkohol kann sich negativ auf den Hormonhaushalt auswirken. Zusätzlich führt vermehrter Alkoholkonsum zu unruhigem und wenig erholsamem Schlaf. Gerade in Zeiten von erhöhtem Stress ist guter und erholsamer Schlaf besonders wichtig.

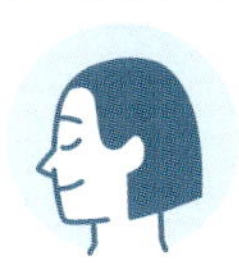

Sorgen Sie für Entspannung und gönnen Sie sich Ihre tägliche Portion Ruhe. Wie wäre es mit einer täglichen Meditation oder Yoga? Damit tun Sie nicht nur Ihrem Geist etwas Gutes, sondern senken auch Ihren Stresshormonlevel. Zu den wichtigsten Empfehlungen zählt aber: Achten Sie auf ausreichend Schlaf.

STRESS

Vitalität, Energielosigkeit

Adi

46 Jahre

>> Die Geschichte

Mit meinem aufregenden Job im Fernsehen möchte ich mich nicht nur gut und leistungsfähig fühlen, ich möchte es auch ausstrahlen. Aus diesem Grund und um meinen Job so ausführen zu können, wie ich es mir vorstelle, stehen Gesundheit und Vitalität für mich an oberster Stelle. Der Stress, der damit verbunden ist, geht an keinem Körper spurlos vorbei – so auch an meinem nicht. **Auch wenn ich mich im Durchschnitt gut gefühlt habe, war die tägliche Belastung in meinem Körper zu spüren.** Dass eine gute Versorgung mit Vitaminen und Mineralstoffen essenziell ist, war mir als gesundheitsbewusstem Menschen immer schon klar.

>> Der Weg

Weil in meinem Job so viel Wert auf mein Erscheinungsbild und meine Gesundheit gelegt wird, **war ich auf der Suche nach der passenden Unterstützung für meinen Körper.** Eine Freundin machte mich dabei auf die Mikronährstoffpräparate der Marke Biogena aufmerksam, deren hohe Qualitätsstandards mich von Anfang an angesprochen haben. Aus diesem Grund habe ich mich direkt mit einem Biogena-Mitarbeiter unterhalten und mich umfassend beraten lassen. **Die Wahl fiel auf das Produkt Biogena Diamonds®, ein auf dem Weltmarkt einzigartiges High-End-Präparat, das mit 44 Mikronährstoffen und mit dem Slogan „Keep your brilliance" wie auf mich und meine Bedürfnisse zugeschnitten war.**

>> Der Erfolg

Biogena Diamonds® hat gleich vom ersten Tag an gewirkt. Ich habe mich innerhalb einer Woche fitter und relaxter gefühlt – ein wirklich tolles Gefühl. Für mich stellt dieses High-End-Präparat die perfekte Ergänzung für mich dar und versorgt meinen Körper mit allen Mikronährstoffen, die ich brauche, um mich gut zu fühlen. **Ich bin von Biogena Diamonds® so begeistert, dass ich das Produkt** dauernd und mit voller Begeisterung in meinem Freundes- und Bekanntenkreis weiterempfehle und selbst weiterhin **täglich einnehme.** Denn letztendlich sollte jeder versuchen, das Beste aus sich rauszuholen, und sich gut fühlen. Ganz im Sinne von „Shine bright like a diamond!"

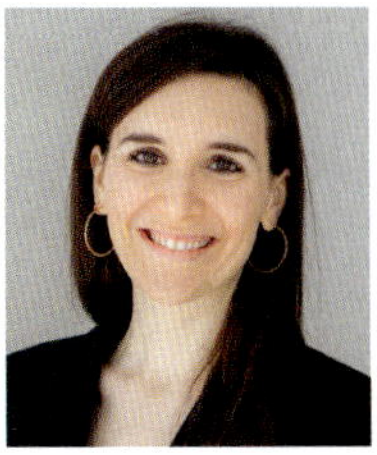

Julia Bintinger, MSc

Ernährungswissenschaftlerin und Mitglied des MIRACON-Science-Wissenschaftsteams

>> Die wissenschaftliche Einschätzung
von Julia Bintinger, MSc

Beruflicher Stress, besonders wenn man als Entertainer immer gut performen und eine tolle Ausstrahlung haben möchte, belastet den Körper. Auch wenn es sich nicht um eine hohe körperliche Belastung wie bei einem Profisportler handelt, wird diese Art der Belastung oft unterschätzt; der Verbrauch an Makro- und Mikronährstoffen steigt. Gesunde Ernährung, Sport und Entspannung sind Schlüsselfaktoren, um in solchen Lebensphasen gesund zu bleiben. Fühlt man sich dennoch energielos oder gelingt es nicht, das volle Potenzial auszuschöpfen, kann eine zusätzliche Versorgung mit allen Vitaminen, Mineralstoffen und Vitalstoffen in bester Qualität Abhilfe schaffen, um dem Körper die nötige Unterstützung zu bieten.

Handlungsempfehlung

Check-ups	(Weitere Infos unter https://biogenadiagnostics.com)
Deep Dive Health Package für den Mann, All-In-Check	

Mikronährstoffe	Produktempfehlungen
Vitamin C, Vitamin E, alle Vitamine des B-Komplexes, Vitamin K_2, Vitamin D_3, Kalium, Magnesium, Zink, Eisen, Mangan, Kupfer, Jod, Selen, Molybdän, Chrom, Pinienrinden-Extrakt, Phytogena®-Komplex, Carotinogena®-Komplex, Ubiquinol, trans-Resveratrol und Quercetin	**Biogena Diamonds®**

Lifestylemodifikationen

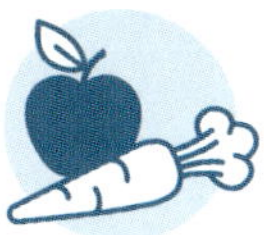

Versuchen Sie, Ihren Speiseplan bunt und abwechslungsreich zu gestalten und mit nährstoffreichen Lebensmitteln zu füllen. Vergewissern Sie sich aber, dass das Obst und Gemüse eine gute Qualität haben. Zum Beispiel ist regionales Obst mit kurzen Transport und Kühlzeiten oftmals nährstoffreicher.

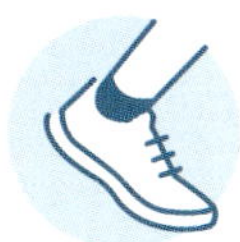

Sport und Bewegung helfen, den Kopf frei zu bekommen und Anspannungen zu lösen. Bewegen Sie sich am besten in der Natur, denn die Bäume geben natürliche Stoffe ab, die sich beruhigend auf den Menschen auswirken.

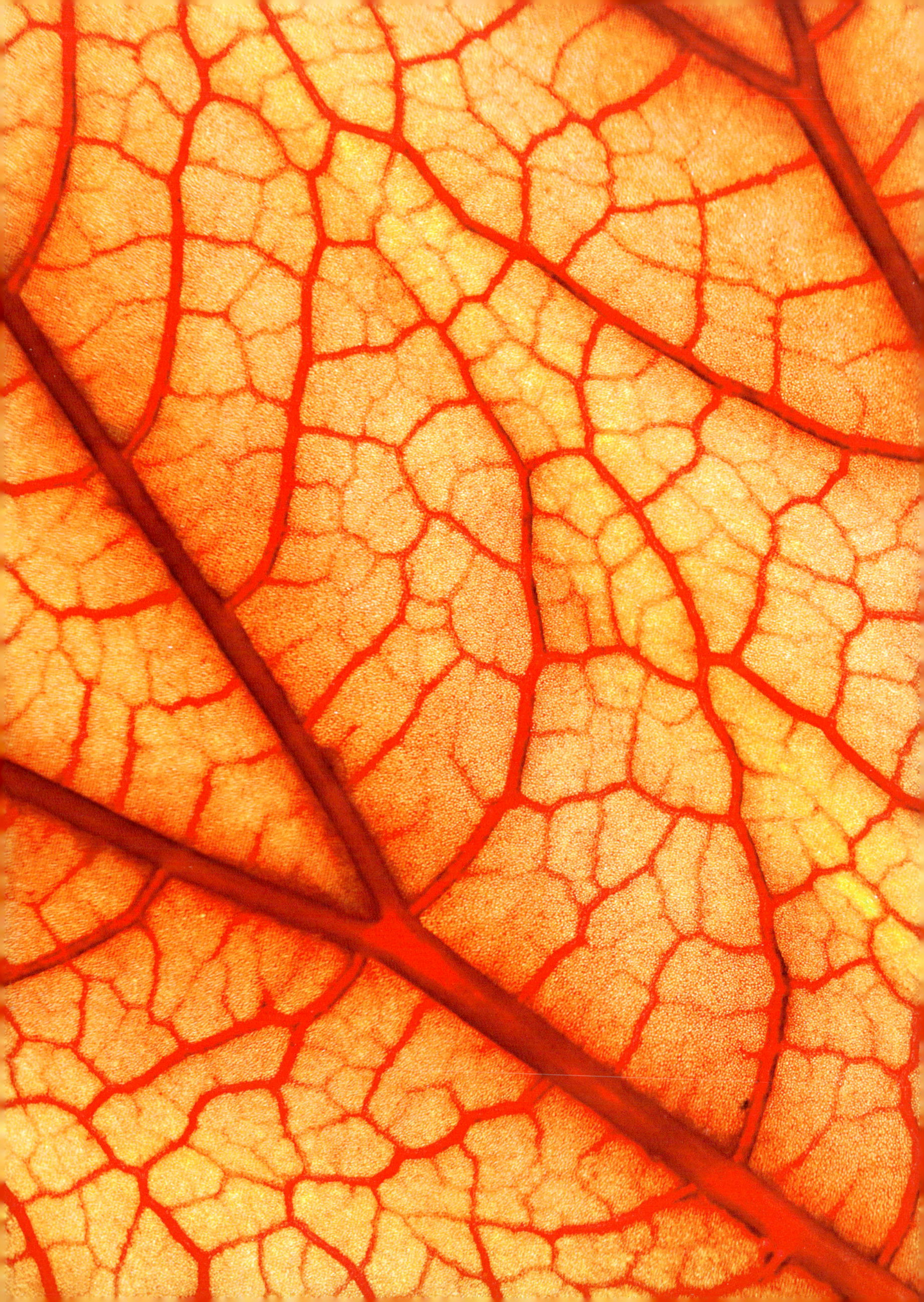

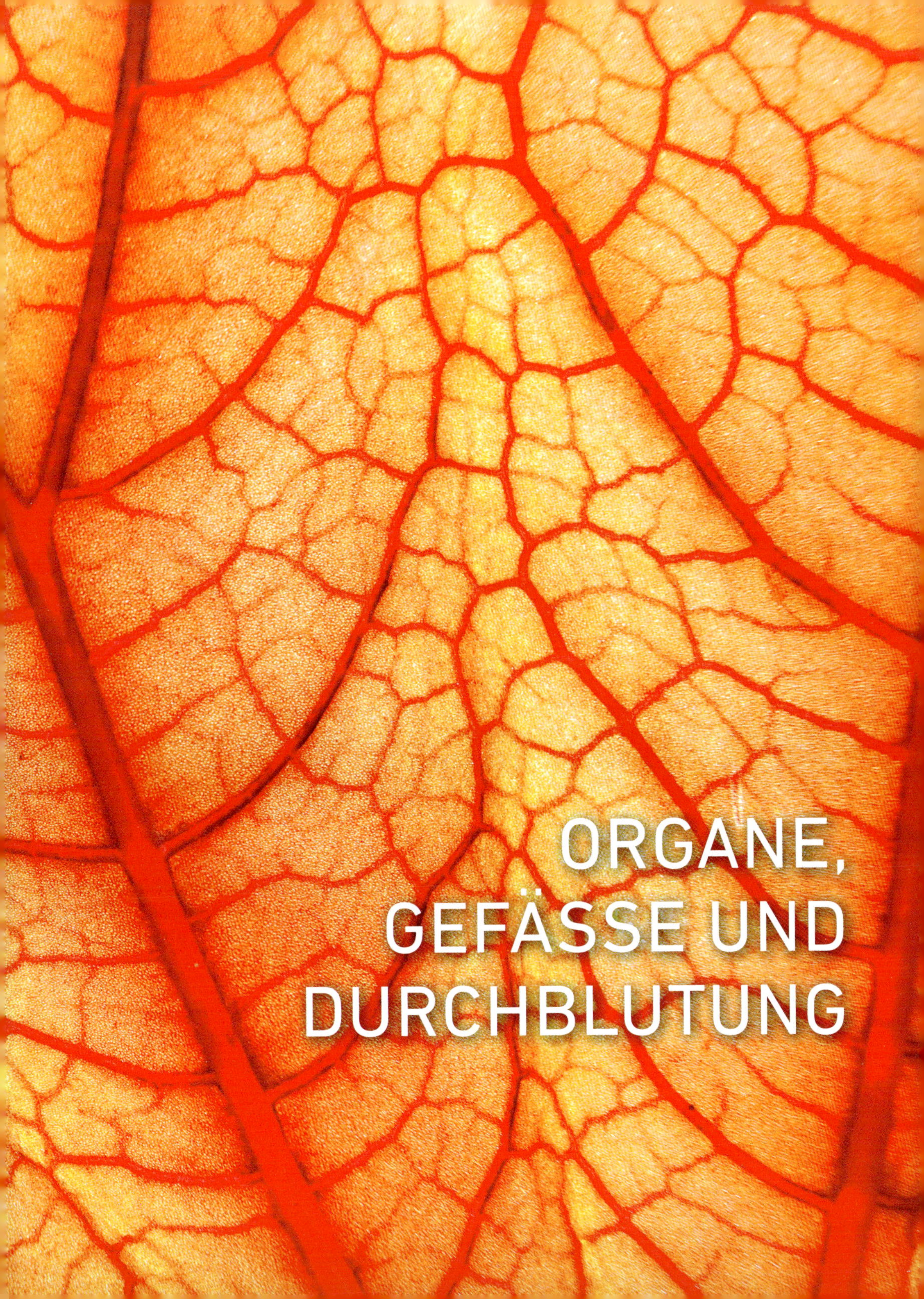

ORGANE, GEFÄSSE UND DURCHBLUTUNG

ERHÖHTE LEBERWERTE

Nicht-alkoholische Fettlebererkrankung (NAFLD), Long-COVID

Marie

32 Jahre

>> Die Geschichte

Seitdem ich 2016 Mutter wurde, hatte ich wahnsinnige Schwierigkeiten mit meinem Gewicht. **Ich konnte einfach nicht abnehmen und habe mich durchgehend müde und schlaff gefühlt** und das in einem Ausmaß, das weit über das einer Jungmutter hinausging. Die Pandemie setzte mir als Angestellter in der Hotellerie psychisch noch zusätzlich zu und endete für mich als Frustesserin in einer Gewichtszunahme von satten 14 kg. **Als ich dann auch noch im Sommer 2021 an COVID-19 erkrankte, ging es mir nach der überstandenen Infektion gesundheitlich auf mehreren Ebenen einfach nicht gut.** Ich hatte ständig das Gefühl, jemand würde auf meinem Brustkorb sitzen, und ich schlief sehr schlecht.

>> Der Weg

Bei einer Blutuntersuchung zeigten sich erhöhte Leukozyten durch die Viruserkrankung und ein leicht erhöhter Leberwert, welchen meine praktische Ärztin mit einem „Lassen Sie halt den Alkohol und das fette Fleisch weg" abtat. **Sonographisch zeichnete sich sogar eine beginnende Fettleber ab und auch mein Blutzuckerwert war in einem grenzwertigen Bereich.** Ich war unzufrieden und wurde durch meine Mutter auf Dr. Alexandra Knauer aufmerksam, welche mich durch ihren ganzheitsmedizinischen Ansatz und ihre verständnisvolle Art für sich begeisterte. Sie war es auch, die eine **Verbindung zwischen meinen erhöhten Leberwerten und einer nicht intakten Darmflora** vermutete und mir eine **leichte Fruktoseintoleranz** sowie einen **übermäßigen Candida-Befall** diagnostizierte.

>> Der Erfolg

Dr. Knauers Empfehlungen einer **zucker-, hefe- und fruktosefreien Ernährung, Antimykotika gegen die Candida, die Unterstützung durch Präparate der Traditionellen Chinesischen Medizin (TCM) sowie eine gezielte Supplementierung durch diverse Mikronährstoffe** von Biogena zeigten bereits nach ein paar Wochen ihre Wirkung. Meine Leberwerte als auch meine Blutzuckerwerte stabilisierten sich. Doch nicht nur das, mein Schlaf besserte sich ebenfalls und seitdem ich Fruktose aus meinem Ernährungsplan gestrichen habe, geht es auch meiner Verdauung viel besser. Vor allem von den Produkten von Biogena bin ich richtig begeistert – Top-Verträglichkeit, ohne Übelkeit und Bauchschmerzen, wie ich es oft nach der Einnahme von anderen Nahrungsergänzungsmitteln hatte.

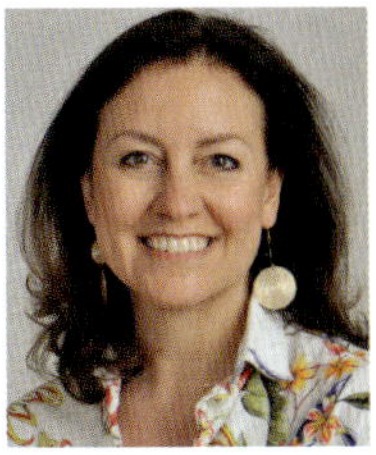

Dr. med.
Alexandra Knauer

Ärztin für Allgemeinmedizin, Traditionelle Chinesische Medizin (TCM) und Darmgesundheit, *1010 Wien, Österreich*

>> Die wissenschaftliche Einschätzung

von Dr. med. Alexandra Knauer

Durch meinen Fokus auf die ganzheitliche Gesundheit ist es für mich immer wieder spannend, Zusammenhänge zwischen diversen Symptomen und deren Ursache im Körper herzustellen und verschiedene Ansätze in meinen Therapieansatz einfließen zu lassen – so auch bei meiner Patientin Marie. Dabei spielen vor allem die Darmgesundheit, aber auch eine an den Patienten/die Patientin angepasste Ernährung sowie die adäquate Versorgung mit Mikronährstoffen und die Traditionelle Chinesische Medizin (TCM) als Ergänzung zur Schulmedizin eine essenzielle Rolle, um den Körper gezielt zu unterstützen und wieder ins Gleichgewicht zu bringen.

Handlungsempfehlung

Check-ups	(Weitere Infos unter https://biogenadiagnostics.com)
Fruktose-H_2-Atemtest, Mikrobiomanalyse	

Mikronährstoffe	**Produktempfehlungen**
Resistentes Dextrin, Wachsmaisquellstärke (Amylopektin), Akazienfaser und Citruspektin	ColonBalance®
Bittere Pflanzenextrakte	Leber Galle Formula
Alle Vitamine des B-Komplexes mit erhöhtem Vitamin-B_3-Anteil und Cholin	NiaPlex B3®
L-Glutathion	L-Glutathion reduziert
Eisen und Vitamin C	Eisen & Vitamin C
Lacto-, Bifidobakterien, Inulin	Omni Lactis® 20 Gold
Alle Vitamine des B-Komplexes, L-Phenylalanin, *Griffonia*-Extrakt und Phosphatidylcholin	Griffonia^{50} Serolution®

Lifestylemodifikationen

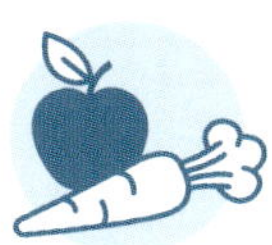

Besteht der Verdacht auf eine erworbene Fruktoseintoleranz sollten für mindestens zwei Wochen alle stark fruktosehaltigen Lebensmittel u. a. Honig, Mango, getrocknete Datteln, Zwiebel, Knoblauch) aus dem Speiseplan gestrichen werden. Bei Besserung der Beschwerden können diese wieder in den Speiseplan integriert werden.

PERIPHERE NEUROPATHIE

Diabetes Typ 2, Migräne

Anthony
39 Jahre

>> Die Geschichte

Ich habe eine lange **Vorgeschichte von peripheren Neuropathien, Diabetes, Schlafstörungen und Migräne.** Richtig schlimm wurde es aber erst während der Pandemie, Ende des Jahres 2020. Die Symptome waren ein **anhaltendes Taubheitsgefühl und Kribbeln in den Füßen sowie Schwindel und Konzentrationsschwierigkeiten aufgrund meiner Migräne.** Ich habe einen vollen Terminkalender und eine sehr stressige Arbeit, sodass ich mir überhaupt keine Gedanken darüber machte, was ich eigentlich esse. Ich fühlte mich schlecht und hatte das Gefühl, dass ich Unterstützung für meine Gesundheit und die Art und Weise, wie ich mich ernährte, brauchte. Der viele Stress wirkte sich negativ auf meinen Appetit aus und Fast Food stand viel zu oft auf meinem Speiseplan.

>> Der Weg

Ich suchte meinen Arzt auf, welcher aufmerksam auf meine Beschwerden einging und ein **Blutbild** veranlasste. Dieses **zeigte bei mir viele Vitamin- und Nährstoffdefizite** auf, welche er gemeinsam mit meiner restlichen Diagnose geduldig in einer Sitzung besprach. Nachdem er eine **Elektromyographie (Messung der elektrischen Aktivitäten in den Muskeln) durchgeführt** hatte, bestätigte sich die **Diagnose Neuropathie und Migräne.** Er verschrieb mir einige Medikamente für meine Neuropathie und die Migräne, empfahl mir aber zusätzlich auch eine **begleitende Therapie mit den hochwertigen Nahrungsergänzungsmitteln von Biogena.** Er empfahl mir die Einnahme der Produkte M-Formula® und Neurosagena® B-Komplex active Gold.

>> Der Erfolg

Es dauerte etwa 2–3 Monate, bis ich erste Ergebnisse sah, insbesondere bei meiner Migräne und der Neuropathie. Ich habe die von meinem Arzt verschriebenen Medikamente und die Nahrungsergänzungsmittel von Biogena wie vorgeschrieben eingenommen und bin mit den Ergebnissen nach der kurzen Dauer sehr zufrieden. Ich fühle mich jetzt einfach viel besser und habe ein ganz anderes Lebensgefühl. Sowohl bei meiner Migräne als auch bei der Neuropathie konnte ich die Verbesserungen deutlich spüren. **Meine Migräneanfälle sind viel weniger stark und auch die Schmerzen weniger intensiv.** Das durch die Neuropathie verursache **Taubheitsgefühl und auch das Kribbeln in den Beinen sind seit der Therapie auch viel weniger** geworden.

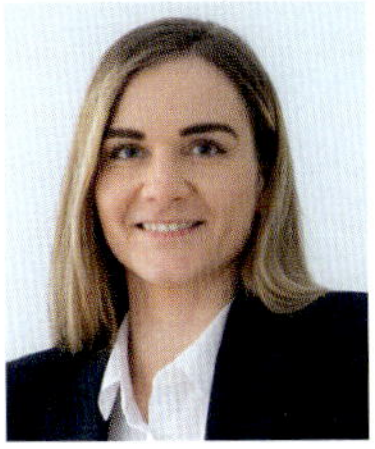

Dipl.-Ing. Sophie Humer

Lebensmitteltechnologin und Mitglied des MIRACON-Science-Wissenschaftsteams

>> Die wissenschaftliche Einschätzung
von Dipl.-Ing. Sophie Humer

Mittlerweile gilt es als gesichert, dass oxidativer Stress bei der Entwicklung von Polyneuropathien eine große Rolle spielt. Alpha-Liponsäure greift hemmend in die oxidativen Vorgänge ein und wird vom Körper für die Reparatur von Schäden im peripheren Nervensystem benötigt. B-Vitamine haben eine protektive Wirkung auf die Nervenzellen und spielen eine wichtige Rolle bei der Neurotransmittersynthese. *Ginkgo biloba* hat eine blutverdünnende sowie gefäßerweiternde Wirkung und fördert die Durchblutung.

Handlungsempfehlung

Check-ups	(Weitere Infos unter https://biogenadiagnostics.com)
Premium-Mikronährstoff-Check, All-in-Check, Deep Dive Health Package für den Mann	

Mikronährstoffe	Produktempfehlungen
Alle Vitamine des B-Komplexes, Vitamin C und Phosphatidylserin (PS)	**Neurosagena® B-Komplex active Gold**
Vitamine D_3, B_2, Magnesium, *Ginkgo-biloba*-Extrakt, Coenzym Q10, R-alpha-Liponsäure	**M-Formula®**

Lifestylemodifikationen

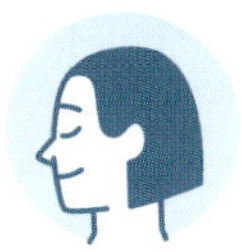

Entspannen Sie sich regelmäßig mit Yoga, Meditation, Sport oder anderen Entspannungstechniken, wie autogenem Training. Denn schaffen Sie es, den Stress loszulassen, reduziert sich die Wahrscheinlichkeit von Migräneattacken. Zusätzlich unterstützen Sie Ihre Gesundheit auf vielen weiteren Ebenen.

Vermehrter Alkoholkonsum kann die feinen Nervenfasern schädigen und zu einem Mangel an Vitaminen führen, insbesondere den B-Vitaminen.

Rauchen wirkt entzündungsfördernd und gefäßverengend. Beide Effekte belasten den Körper, stören den Abbau von Stressoren und können die Dauer von Entzündungsabläufen verlängern.

MORBUS BASEDOW

Schwermetallbelastung, Burn-out

Monika
55 Jahre

>> Die Geschichte

Ich leide seit meiner Geburt an Morbus Basedow. Mir wurde die Gallenblase entfernt und ich musste mich einer Radiojodtherapie unterziehen. Als ich dann **Menstruationsprobleme mit starken nicht enden wollenden Blutungen und extremen Schwindel** bekam, sagte mein Frauenarzt: Entweder ich nehme synthetische Hormone ein oder meine Gebärmutter wird entfernt. Schockiert entschied ich mich für die Hormoneinnahme, die erst der Anfang einer Reihe von weiteren schweren Symptomen war. Ich litt unter **Augenmigräne, Antrumgastritis, Gewichtsproblemen, Ganzkörperkribbeln, Durchfall und Burn-out- Symptomen wie Wortfindungsstörungen und starken Konzentrationsproblemen,** die mir meinen täglichen Schriftverkehr in der Arbeit erschwerten.

>> Der Weg

Aufgrund meiner immer wiederkehrenden Krankheitsphasen, in denen gar nichts mehr ging, weigerte ich mich trotz Anraten des medizinischen Dienstes, eine psychiatrische Klinik aufzusuchen. Dank einer Erbschaft und der unentwegten Unterstützung meines Mannes fasste ich den Entschluss, mich dem Gesundheitssystem komplett zu entziehen und zu kündigen. Ich wollte mich und meinen Körper einfach noch nicht aufgeben. **Ich fand meinen Weg zu Dr. Siddhartha Popat, der bei mir eine starke Belastung mit Cadmium, Glyphosat, Aluminium und Quecksilber feststellte und mit einer Ausleitung dieser begann. Zusätzlich** setzte er die **Therapie mit hormonidentischen Stoffen** fort, um meinen Körper durch meine stillgelegte Schilddrüse zu unterstützen.

>> Der Erfolg

Obwohl das Ausleiten der Schwermetalle bei mir anfänglich zu einer Verschlimmerung der Symptomatik führte, ging es mir dann aber deutlich besser, und auch die Therapie mit den hormonidentischen Stoffen tat meinem Körper richtig gut. **Die durch die Ausleitung ebenfalls ausgeleiteten Mikronährstoffe supplementierte Dr. Popat ganz gezielt bei mir.** Er baute auch meine Darmflora auf und veranlasst nach wie vor auf regelmäßiger Basis Blutuntersuchungen. **Seit September 2016 kann ich sagen, dass es mir im Großen und Ganzen gut geht,** trotz meiner medizinischen Vergangenheit. Ich habe nicht nur 25 kg abgenommen, ich kann auch wieder Sport treiben, was lange Zeit nicht möglich war.

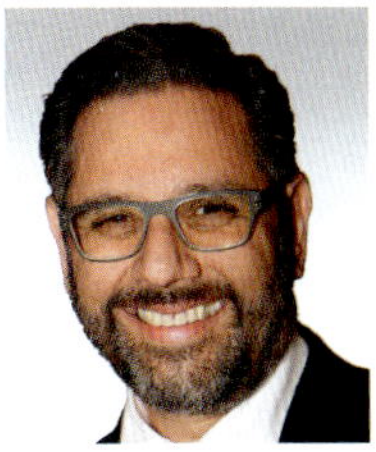

Dr. med. Siddhartha Popat

Arzt für Allgemeinmedizin und Akupunktur,
53562 St. Katharinen, Deutschland

>> Die medizinische Einschätzung
von Dr. med. Siddhartha Popat

Der Darm ist das Zentrum der Gesundheit, hat einen positiven Einfluss auf die Psyche und ist die erste und wichtigste Tür zwischen Körper und Umwelt, wenn der Stoffwechsel und die Entgiftungsleistung des Körpers eingeschränkt sind. Um den Darm in Balance zu bringen, sind Prä- und Probiotika eine gute Wahl. Sie unterstützen die gewünschten Bakterien dabei, sich zu vermehren, und wirken einer übermäßigen Besiedelung unerwünschter Bakterien entgegen. Omega-3-Fettsäuren sind für ihre entzündungshemmende Wirkung bekannt. Jedoch wenige wissen, dass sie – so wie Magnesium – eine beruhigende und entspannende Wirkung haben.

Handlungsempfehlung

Check-ups	(Weitere Infos unter https://biogenadiagnostics.com)
Mikrobiomanalyse, Premium-Mikronährstoff-Check, Autonome Regulationstestung nach Klinghardt	

Mikronährstoffe	Produktempfehlungen
Lacto- und Bifidobakterien und Inulin	**Omni Lactis® 20 Gold**
Kalium und Magnesium	**RythmoPlex®**
Ballaststoffe	**ColonBalance®**
Zink	**Zinkcitrat 30**
Pyridoxal-5-Phosphat (P5P)	**Vitamin B_6 aktiviert P5P**
Selen	**Selen natural**
Magnesium	**Siebensalz® Magnesium**
Coenzym Q10 (Ubiquinol)	**Coenzym Q10 active Spray Ubiquinol**
Omega-3-Fettsäuren und Vitamin E	**Omega 3 forte 700**

Lifestylemodifikationen

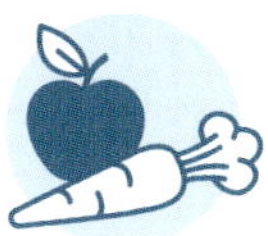

Lebensmittel, welche die Verdauung belasten, und Einfachzucker wie Haushaltszucker, Süßigkeiten, frittiertes und Weißmehl sollten gemieden werden, da diese zusätzlich die unerwünschten Bakterien im Darm nähren. Mehr probiotische Lebensmittel wie Joghurt, Kefir und Sauerkraut unterstützen den Darm bei der Entwicklung einer gesunden Darmflora.

CHRONISCHE NIERENERKRANKUNG

Eisenmangel, Mikronährstoffmangel

Gertrud

58 Jahre

>> Die Geschichte

Als **Patientin mit einer jahrzehntelangen Nierengeschichte** war mein Leben von Höhen und Tiefen geprägt. Als **dann zu meinem chronischen Nierenleiden und langer Dialyse auch noch Herzbeschwerden** dazukamen, erreichte ich aus gesundheitlicher, aber auch emotionaler Sicht einen Tiefpunkt in meinem Leben, an dem mir klar wurde, dass ich handeln musste. Es war ein glücklicher Zufall und in meinen Augen auch irgendwo Schicksal, dass ich 2013 über eine Bekannte auf Dr. Nonnenkamp aufmerksam wurde und bei ihr glücklicherweise schnell einen Termin bekam. Wie wichtig eine ausreichende Versorgung mit Mikronährstoffen speziell auch bei Menschen mit Nierenerkrankungen ist, wurde mir durch Dr. Nonnenkamp sehr schnell klar.

>> Der Weg

Ich lernte Frau Dr. Nonnenkamp als verständnisvolle Ärztin kennen, die sich meiner Situation mit viel Einfühlungsvermögen und Wissen annahm. Sie war es auch, die mich auf die **Wichtigkeit einer ausreichenden Versorgung mit Mikronährstoffen speziell bei Menschen mit chronischen Nierenleiden** aufmerksam machte. Bei einem ersten Blick auf meine Blutwerte stach **vor allem ein starker Eisenmangel** hervor. Dr. Nonnenkamp legte mir die **Einnahme von MoFerrin® 21** nahe, einem gut verträglichen Mikronährstoffpräparat von Biogena, das pflanzliches Eisen und natürliches Vitamin C enthält. Darüber hinaus **stellte sie auch eine Unterversorgung mit verschiedenen Vitaminen und Mineralstoffen fest,** darunter auch Kupfer und L-Arginin, deren Einnahme sie mir ebenfalls empfahl.

>> Der Erfolg

Mittlerweile kann ich sagen, dass ich trotz meiner chronischen Nierenerkrankung in einem guten stabilen Zustand bin. Das spüre ich nicht nur, man sieht es mir auch an. Zuvor war mein äußeres Erscheinungsbild vor allem durch mein fahles Gesicht und eine extrem trockene Haut und Haare geprägt. **Seit der Einnahme der verschiedenen Mikronährstoffe hat sich das alles enorm gebessert.** So sehr, dass mich sogar jene Ärzte, die ich vor Dr. Nonnenkamp wegen meines Leidens aufgesucht hatte, teilweise nicht mehr erkannten. Besonders begeistert bin ich von dem Produkt MoFerrin® 21, das im Gegensatz zu meinen vielen anderen Medikamenten nicht nur sanft zu meinem Magen ist, sondern mich auch schnell und nachhaltig mit wichtigem Eisen versorgt.

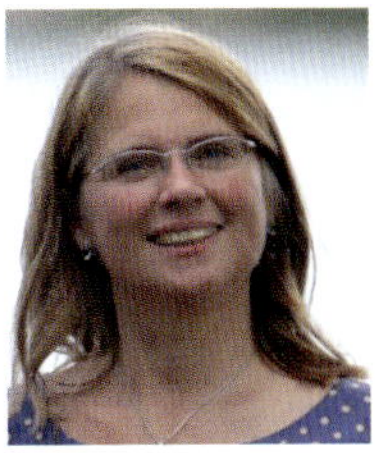

Dr. med. Tilke Nonnenkamp

Ärztin für Allgemeinmedizin und Ganzheitliche Medizin,
80636 München, Deutschland

>> Die medizinische Einschätzung

von Dr. med. Tilke Nonnenkamp

Eine ausreichende Versorgung mit allen Vitaminen und Mineralstoffen ist nicht nur bei gesunden Menschen essenziell, sondern besonders bei chronischen Erkrankungen von enormer Wichtigkeit. Aus diesem Grund ist es sinnvoll, bei betroffenen Patientinnen und Patienten regelmäßige Blutuntersuchungen vornehmen zu lassen, um Mikronährstoffdefiziten präventiv oder kurativ entgegenzuwirken. Menschen, die unter einer chronischen Nierenerkrankung leiden, sind besonders häufig von einem Eisenmangel betroffen. Aus diesem Grund sollte besonderes Augenmerk auf die Eisenwerte der Patientin/des Patienten gelegt und auf sanfte Eisenpräparate zurückgegriffen werden, welche den Körper nachhaltig und effektiv mit diesem wichtigen Mikronährstoff versorgen.

Handlungsempfehlung

Check-ups	(Weitere Infos unter https://biogenadiagnostics.com)
Premium-Mikronährstoff-Check, Eisenmangel-Check	

Mikronährstoffe	Produktempfehlungen
Pflanzliches Eisen und Vitamin C	MoFerrin® 21
Kupfer	Kupfer 2 mg
L-Arginin	L-Arginin 600

Lifestylemodifikationen

Für viele Menschen dürfen Getränke wie Kaffee und Grün- oder Schwarztee im Alltag nicht fehlen. Gerade Frauen mit unentdecktem Eisenmangel greifen besonders gerne zu den koffeinhaltigen Getränken. Die beliebten Muntermacher enthalten Polyphenole, die zwar einen hohen gesundheitlichen Nutzen haben, aber auch die Eisenresorption beeinträchtigen können.

Tipp: Achten Sie auf einen Abstand von 2–3 Stunden zwischen der Einnahme von Eisensupplementen und dem Konsum von Kaffee oder Tee.

HÄMORRHOIDEN

Schmerzen beim Stuhlgang

Peter
38 Jahre

>> Die Geschichte

Als Rennradfahrer und Leistungssportler waren Hämorrhoiden eine besonders unangenehme Sache. Vor allem bei starkem Stress und hohem emotionalen Druck machte sich das Anschwellen dieser Gefäßpolster bemerkbar. Und das war sehr schmerzhaft. **Starke Blutungen und Juckreiz begleiteten zusätzlich meinen Stuhlgang und sorgten für längere Aufenthalte auf der Toilette,** um die Blutungen zu stillen. Ich wollte eine Operation vermeiden und gleichzeitig dieses gesellschaftliche Tabuthema der Hämorrhoiden am liebsten unter den Tisch kehren, aber die immer wiederkehrenden Beschwerden zwangen mich dazu, zu handeln.

>> Der Weg

Ich wollte einen anderen Weg einschlagen und **suchte eine Möglichkeit auf der orthomolekularen Ebene, da ich als Leistungssportler bereits mehrere Vitamine und Mineralstoffe zur Grundversorgung einnahm.** Ich **stieß durch meine Lebensgefährtin auf Pycnogenol®** und gab dem Pflanzenwirkstoff eine Chance. Was hatte ich zu verlieren? Ich nahm täglich 100 mg ein und der Extrakt aus dem *Pinus pinaster* zeigte binnen einer Woche seine Wirkung: Die heftigen Blutungen hörten auf, die Schwellung ging zurück, der Juckreiz blieb aus.

>> Der Erfolg

Durch die tägliche Einnahme von Pycnogenol hatte ich meine Hämorrhoiden gut im Griff und konnte meiner Tätigkeit als Rennradfahrer wieder mit vollem Elan nachgehen. Wie wichtig der Pflanzenstoff in der Therapie meiner Erkrankung ist, merke ich, wenn ich die Einnahme von Pycnogenol® stoppe und sich vor allem in Stresssituationen die Schwellung mitsamt den Blutungen wieder bemerkbar macht. Auch wenn ich weiß, dass viele Menschen unter Hämorrhoiden leiden, ohne es anzusprechen, ist es ein tolles Gefühl, die Erkrankung durch die Einnahme von natürlichem Pycnogenol® im Griff zu haben.

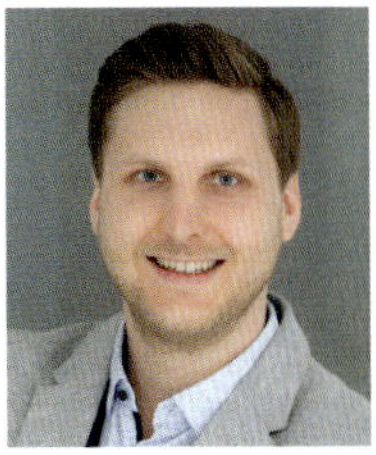

Severin Enengl, BSc, MA

Ernährungswissenschaftler und Mitglied des MIRACON-Science-Wissenschaftsteams

>> Die wissenschaftliche Einschätzung

von Severin Enengl, BSc, MA

Die Pinienrinde Pycnogenol® wird seit Hippokrates als Therapeutikum eingesetzt und ist Gegenstand von mittlerweile Hunderten von Studien. Als besonders interessant erwiesen sich in diesen Studien die entzündungshemmende, antithrombotische und blutdrucksenkende Wirkung von Pycnogenol®. Zusätzlich zeigten die Studien eine Verbesserung der Mikrozirkulation durch die enthaltenen oligomeren Proanthocyanidine (OPC). Diese erhöhen die Kapillardurchblutung und normalisieren die gestörte Gefäßdurchblutung. All diese Wirkungen sind Faktoren, die die Symptome schmerzhafter Hämorrhoiden abmildern können.

Handlungsempfehlung

Mikronährstoffe	Produktempfehlungen
Extrakt aus *Pinus pinaster*	**Pycnogenol® 100 Gold**

Lifestylemodifikationen

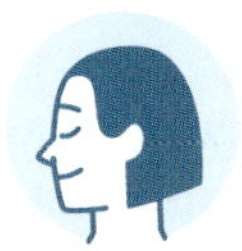

Vermeiden Sie Stress, da dieser Einfluss auf das anregende Nervensystem hat, welches auch allgemein als Flucht- oder Kampfsystem bezeichnet wird. Wie der Name schon vermuten lässt, versetzt es den Körper in einen Leistungsmodus mit dem Ziel eines erhöhten Blutflusses; die Arterien verengen sich. In psychisch belastenden Situationen kann man Entspannungstechniken nutzen, um gut durch diese Zeit zu kommen. Atmen Sie fünf Sekunden ein und bis zu 15 Sekunden wieder aus und wiederholen Sie diesen Rhythmus einige Minuten lang.

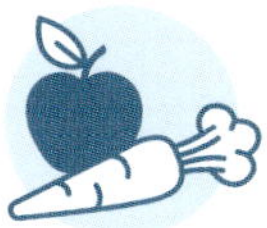

Bei Hämorrhoiden empfiehlt sich eine ballaststoffreiche Kost und das Meiden von Lebensmitteln aus Weizenmehl oder mit hohem Zuckeranteil. Auch eine hohe Flüssigkeitszufuhr von 1,5 bis 2 Litern pro Tag in Form von ungesüßten Tees, Mineralwasser und Milchsäurebakterien-haltigen Getränken ist wichtig.

NÄCHTLICHES HERZRASEN

Angstzustände, Schlafstörungen

Evelyn
60 Jahre

>> Die Geschichte

Vor ungefähr zehn Jahren bin ich **mehrmals die Woche in der Nacht von einem starken Herzrasen wach geworden.** Mein Herz klopfte dabei so heftig, dass es mich in einen regelrechten Angstzustand versetzte. **Jedes Mal, wenn das Herzrasen begann, war ich für mindestens zwei Stunden wach und konnte nicht wieder einschlafen; mein Körper war förmlich in Alarmbereitschaft.** Dieser Zustand ging über einen längeren Zeitraum und wurde einfach nicht besser. Zuerst dachte ich, dass meine Wechseljahre oder vielleicht Stress die Ursachen sein könnten und suchte zuerst meine Frauenärztin und dann eine Internistin auf. Es folgte eine Gesundenuntersuchung, bei der ein Elektrokardiogramm (EKG) gemacht worden ist, aber aus medizinischer Sicht war alles in Ordnung.

>> Der Weg

Ich versuchte es mit regelmäßiger Akupunktur und Shiatsu-Massagen, die das nächtliche Herzrasen zwar abschwächten, es aber nicht zum Verschwinden brachten. Ich fühlte mich danach immer besser, aber meine Probleme bestanden weiterhin. **Im Frühjahr absolvierte ich dann den Kompaktkurs MikronährstoffCoach® und tauchte erstmals in die Welt der Mikronährstoffe ein.** Danach war ich überzeugt, dass mich die Mikronährstoffpräparate von Biogena bei meinem nächtlichen Herzrasen unterstützen können, und suchte einen Biogena-Store auf. **Ich entschied mich dazu, Coenzym Q10 auszuprobieren, das für den Energiestoffwechsel des Herzmuskels wichtig ist.**

>> Der Erfolg

Ich konnte es gar nicht glauben, aber nach etwa drei Wochen war mein nächtliches Herzrasen mehr oder weniger verschwunden. Ich hatte kein starkes Herzklopfen mehr, das mich fast jede dritte Nacht in Angst versetzte und mich vom Schlafen abhielt. Für mich war Coenzym Q10 genau der Mikronährstoff, den mein Herz gebraucht hat, nachdem organische Ursachen vorab ausgeschlossen wurden. Meine Begeisterung war so groß, dass ich den Biogena-Store erneut aufsuchte und der netten Shopmitarbeiterin von meinem Erfolg berichtete. Als großer Fan der Alternativmedizin weiß ich, wie gut die Akupunktur und die Shiatsu-Massagen meinem Körper getan haben, aber es war das Coenzym Q10, das mein Herz letztendlich wieder in Einklang brachte.

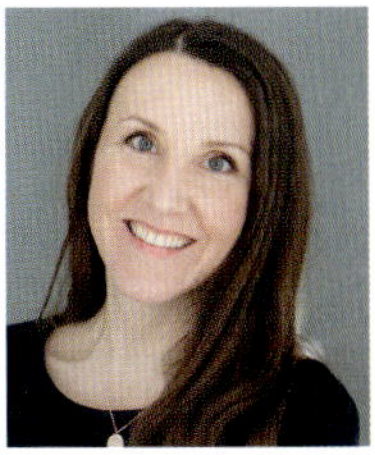

Mag. Margit Weichselbraun
Ernährungswissenschaftlerin und Mitglied des MIRACON-Science-Wissenschaftsteams

>> Die wissenschaftliche Einschätzung
von Mag. Margit Weichselbraun

Coenzym Q10 spielt eine wichtige Rolle bei der Energiegewinnung der Zellen. Herzmuskelzellen sind Zellen mit einem besonders hohen Energiebedarf. Ein erniedrigter Coenzym-Q10-Spiegel im Herzen ist bei einer eingeschränkten Herzleistung evident, deshalb wird Coenzym Q10 als Adjuvans bei chronischen Herzerkrankungen empfohlen. Coenzym Q10 wird über die Ernährung zugeführt und auch vom Organismus selbst gebildet. Physiologische Änderungen, zunehmendes Alter oder die Einnahme von Cholesterinsenkern (Statinen) können die körpereigene Synthese einschränken bzw. den Bedarf erhöhen, wodurch eine zusätzliche Coenzym-Q10-Zufuhr notwendig wird. Eine Coenzym-Q10-Blutanalyse, am besten mit einer cholesterinkorrigierten Auswertung, schafft Klarheit.

Handlungsempfehlung

Check-ups (Weitere Infos unter https://biogenadiagnostics.com)
Elektrokardiogramm (EKG), Deep Dive Health Package für die Frau, Premium-Mikronährstoff-Check

Mikronährstoffe	Produktempfehlungen
Ubiquinol und Vitamin C	**Coenzym Q10 active Gold**

Lifestylemodifikationen

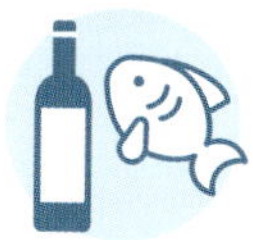

Gute Coenzym-Q10-Lieferanten sind Sardinen, Makrelen, Weizenkeime, Sojabohnen, Walnüsse und Mandeln. Zusätzlich durchblutungsfördernde Stoffe in den Speiseplan zu integrieren, ist sehr empfehlenswert. Auf die erhöhte Zufuhr von Omega-3 -Fettsäuren und Eisen ist dabei besonderes Augenmerk zu legen.

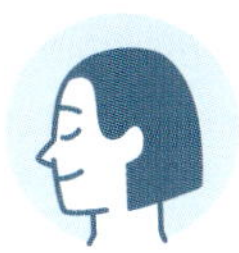

Vermeiden Sie Stress, da sich dieser auf das anregende Nervensystem auswirkt, welches auch allgemein als Flucht- oder Kampfsystem bezeichnet wird. Das kann zu schlechtem Schlaf und aufwühlenden Träumen führen, was wiederrum ein Grund für nächtliches Herzrasen sein könnte.

HYPERCHOLESTERINÄMIE

Cholesterin, LDL-Cholesterin

Gerhard
60 Jahre

>> Die Geschichte

Im April dieses Jahres hat mich meine Internistin bei einer Routinekontrolle darauf hingewiesen, dass mein LDL-Cholesterinwert mit 154 zu hoch sei und mir eine neuerliche Blutabnahme verordnet. Sie sagte mir, dass ein hoher LDL-Wert das Risiko für Herz-Kreislauf-Erkrankungen erhöhe und eine medikamentöse Behandlung daher sinnvoll sei. **Aus Interesse habe ich mir daraufhin sämtliche Blutbefunde der letzten Jahre durchgesehen und festgestellt, dass mein LDL-Wert eigentlich seit Jahren über 130 war.** Es hat mich zuvor nur niemand darauf hingewiesen. Bislang wurden immer nur der allgemeine Cholesterinwert und der HDL-Wert betrachtet. Diese Werte waren aber immer einigermaßen in Ordnung.

>> Der Weg

Weil ich neben meinem Blutdrucksenker nicht noch ein weiteres Medikament nehmen wollte, habe ich mich im Internet nach Alternativen umgesehen. **Da ich bereits seit längerer Zeit regelmäßig ein Vitamin-D-Präparat von Biogena einnehme, bin ich auf meiner Suche rasch auf FiboCHOL® gestoßen.** Es handelt sich dabei um ein Präparat zum natürlichen Cholesterin-Management mit bestimmten Pflanzenstoffen: Phytosterinen in Kombination mit Ballaststoffen aus dem Hafer und der Akazienfaser. Die Phytosterine tragen bei täglicher Aufnahme von 800 mg zum Erhalt eines normalen Cholesterinspiegels im Blut bei – genau das, was ich gesucht habe. Ich habe es mir sofort besorgt und drei Wochen lang täglich eingenommen.

>> Der Erfolg

Nach einundzwanzig Tagen bin ich erneut zur Blutabnahme gegangen. Das erfreuliche Ergebnis: Mein LDL-Wert war deutlich gesunken und zwar auf 133. Ich habe FiboCHOL® aufgrund des Erfolgs natürlich weitergenommen. **Bei einer Vorsorgeuntersuchung Anfang September wurde dann ein noch niedriger LDL-Wert festgestellt: Er war auf 120 gesunken.** Einen derart niedrigen Wert habe ich seit vielen Jahren nicht gehabt. Außerdem war der allgemeine Cholesterinwert auf 173 zurückgegangen. In der Regel war er in den letzten Jahren um die 200. Ich bin von FiboCHOL® so begeistert, dass ich das Präparat an Freunde weiterempfehle.

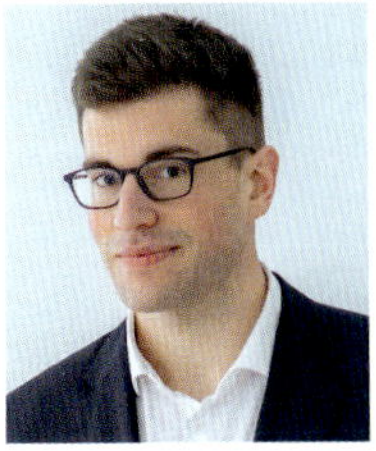

Michael Wäger, BSc, MSc

Biochemiker, Ernährungswissenschaftler und Leiter des MIRACON-Science-Wissenschaftsteams

>> Die wissenschaftliche Einschätzung
von Michael Wäger, BSc, MSc

Fettstoffwechselstörungen, so auch die Hypercholesterinämie, stellen einen der größten Risikofaktoren für Herz-Kreislauf-Erkrankungen dar und haben ihre Ursache in der Genetik, der Einnahme von Medikamenten, aber auch bestimmten Lifestylefaktoren wie Rauchen und Ernährung. Im Management von Cholesterin ist der Einsatz von sogenannten Phytosterinen besonders interessant. Dabei handelt es sich um Pflanzenbestandteile, die einen ähnlichen chemischen Aufbau wie Cholesterin haben und dadurch die intestinale Cholesterinabsorption blockieren können. Lösliche Ballaststoffe spielen in diesem Zusammenhang ebenfalls eine wichtige Rolle. Diese unverdaulichen Pflanzenstoffe binden Gallensäuren im Darm, welche in der Leber aus dem Cholesterin erzeugt werden und somit wieder neu gebildet werden müssen.

Handlungsempfehlung

Check-ups	(Weitere Infos unter https://biogenadiagnostics.com)
Cholesterin Test, Premium-All-in-Check, Deep Dive Health Package für den Mann	

Mikronährstoffe	Produktempfehlungen
Hafer-Ballaststoffe, Phytosterine (VITASTEROL®), Akazienfaser, Calcium und Artischockensaft-Pulver	FiboCHOL®

Lifestylemodifikationen

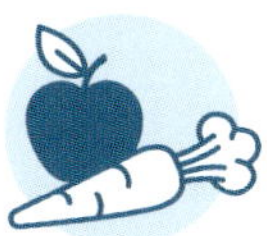

Bei erhöhten Cholesterinwerten bietet sich die Mediterrane Diät an, welche sich durch einen hohen Anteil an ungesättigten Fettsäuren wie Olivenöl, einen geringen Verzehr von Fleisch (vor allem rotem Fleisch), einen mäßigen Verzehr von Joghurt und Käse sowie reichlich regionales und saisonales Obst und Gemüse, Hülsenfrüchte, Nüsse und überwiegend Vollkorngetreide auszeichnet.

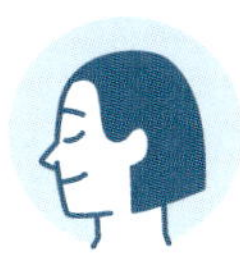

Stress, vor allem wenn es sich um chronischen handelt, kann einen negativen Einfluss auf das LDL-Cholesterin haben und dieses erhöhen. Sorgen Sie daher für regelmäßige Ruhepausen und nutzen Sie Entspannungstechniken, wenn es im Alltag besonders hektisch wird: Atmen Sie fünf Sekunden tief ein und 15 Sekunden langsam wieder aus.

BLUTHOCHDRUCK (HYPERTONIE)

Übergewicht, Müdigkeit

Adriana
46 Jahre

>> Die Geschichte

Mit dem Beginn der Pandemie nahm ich an Gewicht zu und mein Blutdruck stieg. Bei einer Körpergröße von 1,64 m wog ich bereits 83 kg **und war mit einem BMI von 30,86 in der Kategorie Adipositas Grad 1 zu finden.** Außerdem fühlte ich mich nicht ausgeruht und wachte morgens häufig müde auf. **Mir fiel auch auf, dass bei mir häufiger als sonst erkältungsähnliche Symptome auftraten, was dazu führte, dass ich viel häufiger Antibiotika nehmen musste.** Ich war tagsüber erschöpft und energielos und fühlte mich krank. Als Ärztin war mir bewusst, welche Nebenwirkungen mit der Einnahme von Statinen verbunden waren, und suchte nach einer Alternative.

>> Der Weg

Meine gesundheitlichen Probleme ließen auch mein Verlangen nach Essen steigen, was die Probleme mit meinem Übergewicht noch verschlimmerte – ein Teufelskreis. **Ein Freund erzählte mir von einer Ernährungsberaterin und Diätologin, welche ich daraufhin aufsuchte. Um mein Problem ursächlich zu behandeln, legten wir gemeinsam eine Änderung des Lebensstils, der Ernährung und die Ergänzung mit Mikronährstoffpräparaten von Biogena fest.** Anhand eines Ernährungsprotokolls nahm ich drei ausgewogene Mahlzeiten pro Tag zu mir, ergänzte meine Ernährung mit den empfohlenen Produkten von Biogena und hatte regelmäßige Konsultationen bei meiner Ernährungsberaterin. **Über einen Zeitraum von zwei Monaten nahm ich Omega 3 duo, FiboCHOL® und MiraCHOL® 3.0 Gold ein.**

>> Der Erfolg

Eigentlich habe ich es nicht erwartet, aber es verlief alles viel einfacher, als ich dachte. **Mein positives Fazit: 10 kg Gewichtsverlust und 11 cm weniger Bauchumfang. Nach zwei Monaten zeigte sich eine deutliche Verbesserung der Werte meines Lipidprofils und auch mein Blutdruck liegt wieder im Normalbereich. Ich habe viel Energie, fühle mich nicht krank und habe keine Angst mehr vor kardiovaskulären Risiken.** Ich fühle mich so gut, wie ich mich vor der Pandemie gefühlt habe, und kann als Ärztin jedem Menschen mit einem ähnlichen Problem die Produkte von Biogena ans Herz legen. Sie machen einen echten Unterschied.

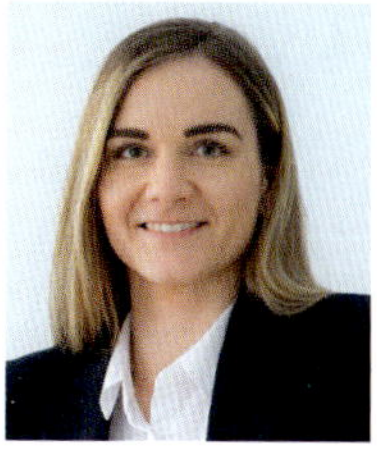

**Dipl.-Ing.
Sophie Humer**

Lebensmitteltechnologin und Mitglied des MIRACON-Science-Wissenschaftsteams

>> Die wissenschaftliche Einschätzung
von Dipl.-Ing. Sophie Humer

Hohe Cholesterinwerte erhöhen das Risiko für Herz-Kreislauf-Erkrankungen. Um dieses zu senken, gibt es mehrere Möglichkeit, wie eine Ernährungsumstellung, mehr Sport und die Einnahme von Medikamenten wie Statinen. Während der Einnahme von Statinen ist die zusätzliche Einnahme von aktiviertem Coenzym Q10 (Ubiquinol) von Vorteil, da Statine in den Stoffwechselweg der Cholesterinbildung eingreifen. Das bedeutet aber auch, dass weniger Coenzym Q10 gebildet wird, da Coenzym Q10 aus einer Vorstufe von Cholesterin erzeugt wird. Omega-3-Fettsäuren haben eine schützende Wirkung auf das Herz-Kreislauf-System und senken den LDL-Spiegel. LDL (Low Density Lipoprotein) wird als das „schlechte" Cholesterin bezeichnet, da es die Verstopfung der Blutgefäße fördert und die Herzinfarktneigung erhöhen kann.

Handlungsempfehlung

Check-ups	(Weitere Infos unter https://biogenadiagnostics.com)
Premium-Herz-Kreislauf-Check, Premium-Omega-3-Check	

Mikronährstoffe	Produktempfehlungen
Fischöl, Leinöl und Vitamin E	**Omega 3 duo**
Hafer-Ballaststoffe, Phytosterine (VITASTEROL®), Akazienfaser, Calcium, Artischockensaft-Pulver	**FiboCHOL®**
Roter-Reis-Pulver, Weihrauch-Extrakt und Ubiquinol	**MiraCHOL® 3.0 Gold**

Lifestylemodifikationen

Laut einer Studie mit 20 Millionen Menschen ist die Wahrscheinlichkeit eines Rauchers, an einer koronaren Herzerkrankung (KHK) zu sterben, 70 % höher als jene eines Nichtrauchers. Rauchen hat eine gefäßverengende Wirkung.

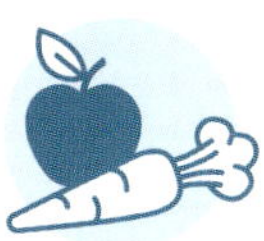

Die DASH-Diät ist eine Ernährungsform die präventiv gegen hohen Blutdruck eingesetzt wird und den Cholesterin-Spiegel senken kann. Salzige und fettreiche Lebensmittel werden gemieden und mehr Vollkorn, Gemüse, Obst, Hülsenfrüchte und Nüsse in den Speiseplan integriert.

HPU (HÄMOPYRROLLAKTAMURIE)

Histaminintoleranz, Muskelschmerzen, Angststörung

Nathalie
43 Jahre

>> Die Geschichte

Die Stoffwechselstörungen HPU (Hämopyrrollaktamurie) und Histaminintoleranz habe ich schon mein Leben lang, vermutlich genetisch bedingt. Richtig heftig in Erscheinung getreten sind sie aber vor zehn Jahren. Das fing an mit Symptomen wie Erschöpfung, Muskelschmerzen, Magenschmerzen, einer Angststörung und Synkopen bis hin zu Panikattacken. Die Folge: Ich habe meinen sehr guten Job als Angestellte im Marketingbereich in einem Weltkonzern gekündigt, weil es mir einfach nicht mehr gut ging. Obwohl ich selbst aus einer Arztfamilie stamme und eine jahrelange Ärzteodyssee hinter mir hatte, **konnte mir leider niemand helfen. Bis zu dem Tag, an dem ich an einem Darmkongress teilnahm und auf das Thema Histaminintoleranz aufmerksam wurde.**

>> Der Weg

Nach diesem Kongress ließ ich verschiedene Untersuchungen machen: einen Darmcheck, einen HPU- und Histamin-Urintest, ein großes Blutbild sowie einen Hormonspeicheltest und einen Histamin-Gentest. **Nach einer strikten 3-wöchigen Auslassdiät verschwanden meine Symptome und ich konnte endlich wieder ohne Schmerzen essen.** Bei meinem damaligen Gewicht von nur noch 46 kg bei einer Körpergröße von 1,70 m war das auch dringend nötig. **Darüber hinaus begann ich, meinen Darm aufzubauen und gezielt bestimmte Mikronährstoffe von Biogena einzunehmen.** Die Diagnose war wichtig für mich, denn nur so konnte ich meinen Körper und all die Symptome verstehen und dementsprechende Schritte einleiten.

>> Der Erfolg

Nach ziemlich genau vier Monaten entsprechender Ernährungstherapie und Darmaufbau inkl. den hervorragenden Mikronährstoffen von Biogena geht es mir heute so gut wie die letzten zehn Jahre nicht mehr. Mittlerweile führe ich meine eigene Praxis für Ernährungs- und Gesundheitsberatung, arbeite ich schon viele Jahre erfolgreich mit Biogena zusammen und empfehle die Produkte nicht nur meinen Klienten weiter, sondern auch meiner ganzen Familie. Ich würde jedem Menschen mit gesundheitlichen Problemen raten, nie locker zu lassen, vor allem nie die Hoffnung aufzugeben und auf die eigene Intuition zu hören. So wurde ich letztendlich selbst zu meiner eigenen Gesundheitsexpertin.

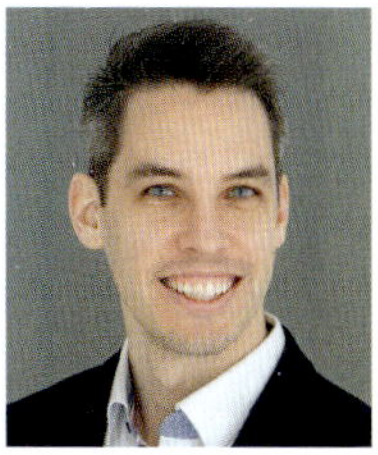

Georg Hofstätter, MSc

Ernährungswissenschaftler und Mitglied des MIRACON-Science-Wissenschaftsteams

>> Die wissenschaftliche Einschätzung
von Georg Hofstätter, MSc

Bei einer Histaminintoleranz als auch bei einer Hämopyrrollaktamurie (HPU) handelt es sich um Stoffwechselstörungen, welche den Körper auf unterschiedliche Weise beeinflussen können, wie auch in Nathalies Fall. Bei bestätigtem Verdacht einer Histaminintoleranz sind ein konsequentes Vermeiden histaminhaltiger Nahrungsmittel in der Anfangsphase sowie die Zufuhr des histaminabbauenden Enzyms Diaminoxidase (DAO) und der Mikronährstoffe Vitamin B_6, Zink, Kupfer und Vitamin C die erste Wahl. Darüber hinaus dient L-Glutamin der Regeneration der Darmschleimhaut und Schwarzkümmelöl verfügt über entzündungshemmende und immunmodulierende Eigenschaften. Um der Verarmung des Körpers an Vitamin B_6 und Zink bei einer bestehenden HPU entgegenzuwirken, sollten diese Mikronährstoffe dem Körper dauerhaft zugeführt werden.

Handlungsempfehlung

Check-ups	(Weitere Infos unter https://biogenadiagnostics.com)
Premium-Mikronährstoff-Check, Histamin im EDTA-Plasma, Histamin im Vollblut, Histamin im Urin, Mikrobiomanalyse	

Mikronährstoffe	Produktempfehlungen
S-Adenosyl-Methionin	SAMe 200
L-Glutamin	L-Glutamin 3000
Vitamin C	Ester-C® Gold
Ubiquinol und Vitamin C	Coenzym Q10 active Gold
Zink	Zinkpicolinat 15
Bio-Schwarzkümmelöl	FINEST ESSENCE by BIOGENA Bio-Schwarzkümmelöl

Lifestylemodifikationen

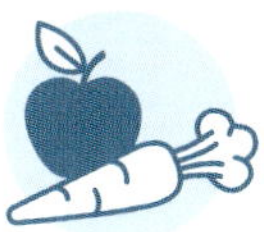

Eine vorwiegend histaminarme Ernährung reduziert die Belastung und sorgt für einen Rückgang der Symptome. Besonders Rotwein, Bier, Kaffee, grüner und schwarzer Tee, Kakao, Fisch und Fleisch (je nach Sorte, Verarbeitung und Frische), reifer Käse, Sauerkraut, Tomaten, Avocado, Spinat, Pilze, Essig und Sojasauce enthalten viel Histamin oder setzen Histamin im Körper frei.

IMMUNSYSTEM

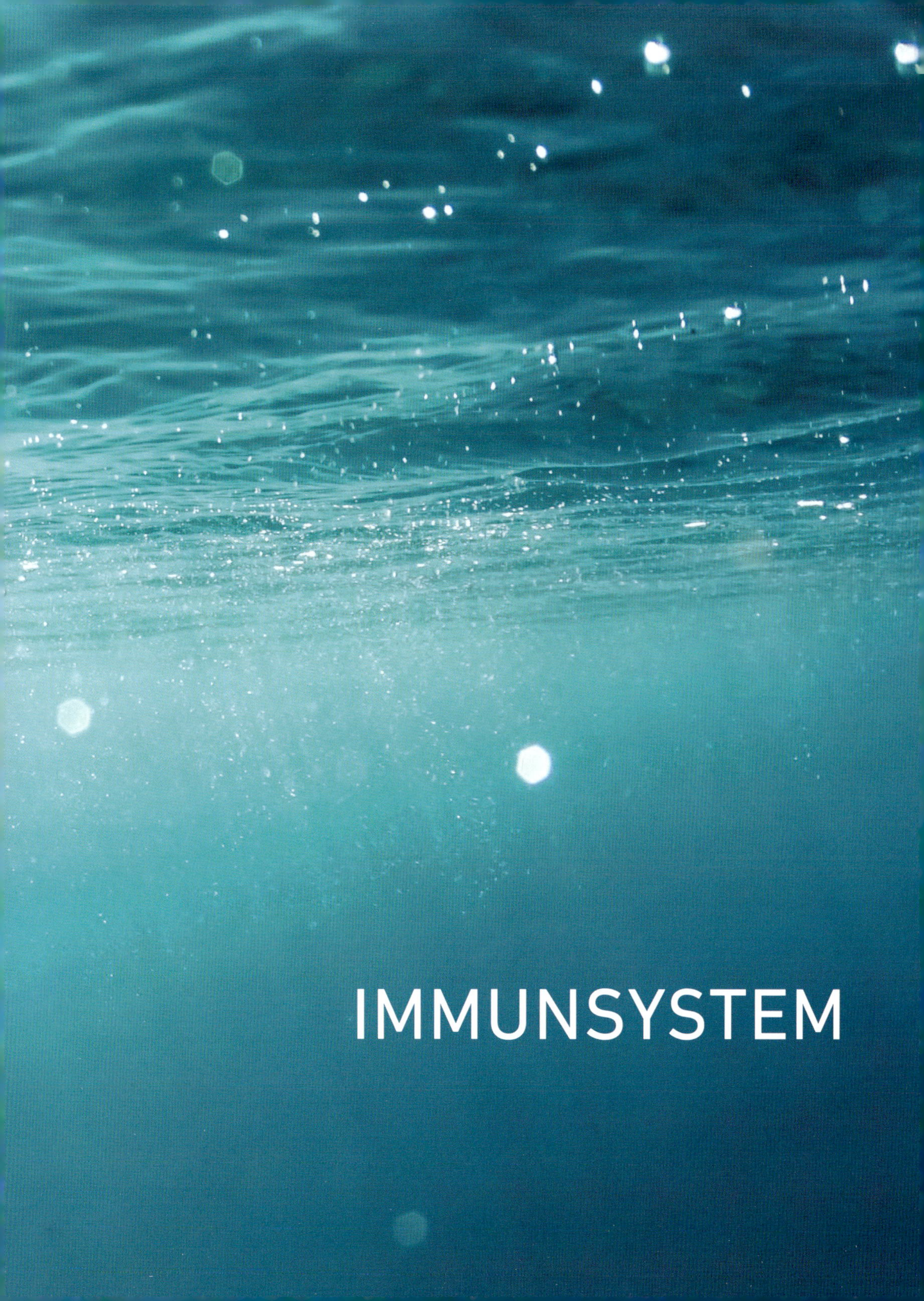

CHRONISCHE BRONCHITIS

Schwaches Immunsystem

Lucia
70 Jahre

>> Die Geschichte

Seit meinem 7. Lebensjahr begleitete mich bereits eine chronische Bronchitis und erschwerte mir das Leben. Das äußerte sich vorwiegend durch **ständigen Husten, Schleimbildung, aber auch Verkühlungen und vor allem im Sommer** habe ich auch oft unter **Schnupfen** gelitten. Das Gefühl, mir würde etwas Schweres auf der Brust liegen, habe ich als besonders unangenehm empfunden. **Ich litt außerdem unter einer chronischen Kurzatmigkeit,** die sich vor allem beim Stiegensteigen bemerkbar machte. Ich bekam einfach nicht so gut Luft. Mein Hausarzt verschrieb mir einen Spray, um die Lungenbläschen zu öffnen, der zwar Abhilfe schaffte, aber meine chronische Bronchitis bestand weiterhin.

>> Der Weg

Durch meine **Tochter** kam ich auf Biogena und zum ersten Mal in Kontakt mit Mikronährstoffen als Nahrungsergänzung. Sie **empfahl mir BromeZym® Zink 10, ein Kombinationsprodukt mit Zink und Vitamin C sowie dem eiweißverdauenden Enzym Bromelain,** welche allesamt zur normalen Funktion des Immunsystems beitragen und die körpereigene Abwehr unterstützen sollten. Obwohl mein Problem schon fast mein ganzes Leben lang bestand, wollte ich den Mikronährstoffen eine Chance geben. Mir war es ein besonders **Anliegen, vor allem meine Lungenfunktion zu unterstützen,** welche laut Messungen bei der Lungenärztin immer eingeschränkt war. Die Zusammensetzung wirkte auf mich stimmig und machte bei meiner chronischen Bronchitis für mich Sinn.

>> Der Erfolg

BromeZym® Zink 10 nehme ich schon seit drei Jahren ein und war seither nie wieder verkühlt. Bei den ersten Anzeichen eines Infekts wie Kopfschmerzen nehme ich sofort eine Kapsel BromeZym® Zink 10 und kann dadurch das Ausbrechen der Verkühlung verhindern. Obwohl sich meine Kurzatmigkeit nicht verbessert hat, weil sie organische Ursachen hat, **leide ich nicht mehr unter Husten und auch die Schleimbildung wird unterbunden.** Nicht nur mein eigenes Wohlbefinden bestärkt mich in der weiteren Einnahme von BromeZym® Zink 10, ich kann den Erfolg seither auch immer sehen, wenn ich auf meiner jährlichen Kur bin. Meine Lungenfunktion ist bei der Messung jetzt einwandfrei.

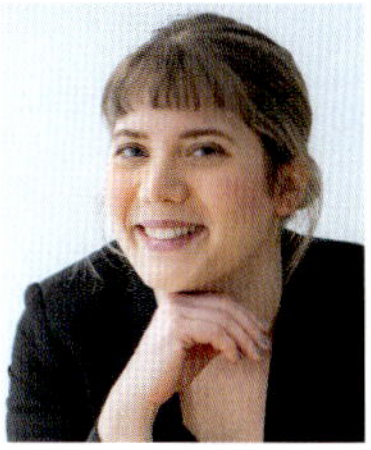

Natalie Lebner, MSc

Ernährungswissenschaftlerin und Mitglied des MIRACON-Science-Wissenschaftsteams

>> Die wissenschaftliche Einschätzung

von Natalie Lebner, MSc

Atemwegserkrankungen wie akute und chronische Bronchitis sind leider häufige und lästige Begleiter des Winters. Bei der meist durch Viren ausgelösten Erkrankung spielt ein intaktes Immunsystem vor allem in der kalten Jahreszeit eine wesentliche Rolle. Neben Immunklassikern wie Vitamin C und Zink sind proteolytische Enzyme in diesem Zusammenhang ebenfalls sehr interessant. Bromelain & Co regulieren und modulieren entzündliche Prozesse und stellen insbesondere bei chronischen Entzündungen der Atemwege ein mögliches effizientes Therapeutikum dar.

Handlungsempfehlung

Check-ups	(Weitere Infos unter https://biogenadiagnostics.com)
Premium-Mikronährstoff-Check	

Mikronährstoffe	Produktempfehlungen
Bromelain, Vitamin C und Zink	BromeZym® Zink 10

Lifestylemodifikationen

Chronische Bronchitis wird großteils durch Rauchen und andere Schadstoffe verursacht. Es besteht ein Zusammenhang zwischen der Anzahl an Zigaretten, die Sie rauchen, und Ihrem Risiko für die Erkrankung. Ihre Lunge ist also für jede Zigarette dankbar, die Sie nicht rauchen.

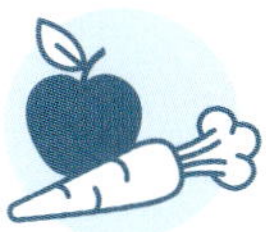

Eine entzündungshemmende Ernährung ist erstrebenswert. Das bedeutet, tierische Fette sowie Zucker zu reduzieren und den Anteil von Fischeiweiß und ungesättigten Fettsäuren wie Omega-3-Fettsäuren, Obst und Gemüse zu erhöhen. Um mögliche allergiebedingte Einflüsse zu reduzieren, sollten Sie weniger histaminreiche Nahrungsmittel zu sich nehmen.

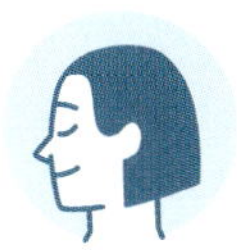

Vieles deutet darauf hin, dass psychischer Stress und auch Angst unser Immunsystem ordentlich durcheinanderbringen. Sorgen Sie für Entspannung und gönnen Sie sich täglich Ihre Portion Ruhe. Wie wäre es mit einer täglichen Meditation oder Yoga? Damit tun Sie nicht nur Ihrem Geist etwas Gutes, sondern unterstützen damit auch Ihr Immunsystem.

COLITIS ULCEROSA

Durchfall, Mikronährstoffmangel

Sonja
52 Jahre

>> Die Geschichte

Ich war erst Mitte zwanzig, als mich die Diagnose Colitis ulcerosa wie ein Schlag ins Gesicht traf. Blutige und schleimige Durchfälle und starke Schmerzen schränkten meine Lebensqualität massiv ein und saugten jegliche Energie aus meinem Körper. **Ich fühlte mich kraftlos und leer.** Entzündungshemmer und Cortison sorgten anfänglich für Erleichterung, **die schweren Schübe dieser chronischen Erkrankung trafen mich aber dennoch regelmäßig und sorgten für wochenlange Krankenstände.** Ich spürte, dass meine Kraftlosigkeit auch mit einem Mangel an Mikronährstoffen zusammenhängen musste, und bat als gelernte Krankenschwester eine Kollegin um eine Multivitamin-Infusion. Das Gefühl nach der Infusion werde ich nie vergessen. Ich fühlte mich wie neugeboren.

>> Der Weg

Ich tauchte in die Welt der Mikronährstoffe ein und fand auf der Suche nach Reinsubstanzen schnell meinen Weg zu Biogena. Ich recherchierte viel zum Thema Darmflora und über den Zusammenhang mit Erkrankungen und **nahm gleichzeitig verschiedene Vitamine und Mineralstoffe ein, welche meine Darmschleimhaut unterstützten und mich mit den notwendigen Mikronährstoffen versorgten.** Gleichzeitig reflektierte ich meine Vergangenheit und es zeichnete sich ein roter Faden zwischen den häufigen Antibiotika-Einnahmen aufgrund mehrerer Mittelohrentzündungen in meiner Kindheit, meinem stressigen Beruf als Krankenschwester und meiner chronischen Erkrankung ab.

>> Der Erfolg

Die positiven Effekte der gezielten Supplementierung zeigten schnell Wirkung. Die Darmflora stabilisierte sich, die heftigen Schübe blieben aus. Lediglich auf starke Stresssituationen, die ich ohnehin zu vermeiden versuche, reagiert mein Darm mit Blut im Stuhl. **Die tägliche Supplementierung mit Mikronährstoffen ist bei dieser Erkrankung ein wichtiger Baustein, aber auch eine ausgewogene Ernährung und das bewusste Achten auf die eigene psychische Gesundheit** stellen wichtige Eckpfeiler dar. Auch wenn ich weiß, dass ich aufgrund von Colitis ulcerosa immer eine Entzündungsneigung haben werde, geht es mir heute mit 50 besser als mit Mitte 20 – Mikronährstoffen sei Dank.

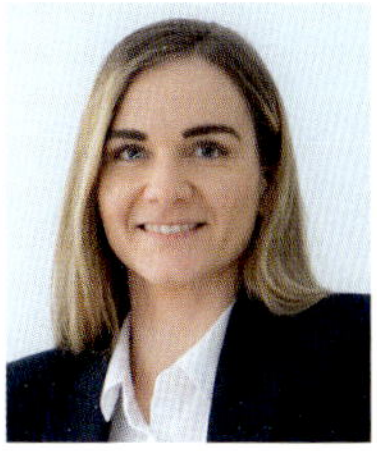

Dipl.-Ing. Sophie Humer

Lebensmitteltechnologin und Mitglied des MIRACON-Science-Wissenschaftsteams

>> Die wissenschaftliche Einschätzung

von Dipl.-Ing. Sophie Humer

Colitis ulcerosa ist eine Autoimmunerkrankung, bei der das körpereigene Immunsystem die Darmschleimhaut angreift. Die genaue Ursache ist noch unklar und deshalb ist Präventionsarbeit schwer. Bei Ausbruch der Krankheit konzentriert sich die Behandlung auf die Unterdrückung des Immunsystems, damit es den Darm nicht fortwährend angreift und Entzündungen verursacht. Zusätzlich sollte man den Darm mit Stoffen unterstützen, die er für die Regeneration benötigt (Glutamin) oder die die Entzündung dämpfen (Omega-3-Fettsäuren). Die Zufuhr von Probiotika, insbesondere Bifido- und Lactobakterien, gleicht den Verlust an gesundheitsfördernden Bakterien aus, die durch die Entzündungen verloren gegangen sind.

Handlungsempfehlung

Check-ups	(Weitere Infos unter https://biogenadiagnostics.com)
Großes Blutbild, Mikrobiomanalyse, Premium-Mikronährstoff-Check	

Mikronährstoffe	Produktempfehlungen
Mikronährstoffe für die Darmschleimhaut	**Mucosa Formula®, L-Glutamin 3000 Omega 3 vegan DHA & EPA 450 Gold**
Bifido- und Lactobakterien und Inulin	**Omni Lactis® 20 Gold**
Alle Vitamine des B-Komplexes, Vitamin C und Phosphatidylserin (PS)	**Neurosagena® B-Komplex active Gold**
Coenzym Q10	**Coenzym Q10 active Gold**

Lifestylemodifikationen

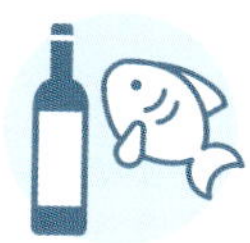

Bei Erkrankungen mit Entzündungsgeschehen sollte ein besonderes Augenmerk auf die Zufuhr von Nahrungsmitteln mit entzündungshemmenden Eigenschaften gelegt werden. Dabei sind es vor allem Omega-3-Fettsäuren (u. a. in Kaltwasserfischen, Leinöl und bestimmten Mikroalgen wie *Schizochytrium*), die in Studien ihre positive Wirkung auf chronische Entzündungen belegen können. Im Gegensatz dazu sollte man auf entzündungsfördernde Omega-6-Fettsäuren weitgehend verzichten.

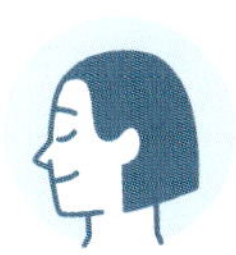

Stress kann den Zustand der Colitis ulcrosa verschlimmern. Suchen Sie sich Entspannungstechniken, die Sie gut in den Alltag integrieren können. Je früher Sie damit anfangen, desto besser sind Sie gegen belastende Situationen gewappnet. Atemübungen sind beispielsweise so gut wie immer und überall anwendbar.

HERPES SIMPLEX (HSV)

Fieberblasen, Menopause

Katharina
48 Jahre

>> Die Geschichte

Seit meiner Erstinfektion mit Herpesviren *(Herpes simplex)* ist das Virus immer wieder aus seinem Ruhezustand in meinem Körper getreten und hat sich bei mir u. a. als **immer wiederkehrende unschöne und schmerzhafte Fieberblasen** manifestiert. Dagegen hat auch die Impfung Lupidon® H in den 1990er-Jahren nichts geholfen, die zur Therapie rezidivierender Infektionen mit *Herpes simplex* eingesetzt wurde und mir helfen sollte, das Virus in den Griff zu bekommen. Die **Rückfälle wurden bei mir sogar immer schlimmer und wirkten sich noch drastischer auf meinen Körper aus.** Die Ursachen für mein Herpes-Rezidiv waren neben Rauchen auch Stress, Sonnenlicht, aber auch mein Menstruationszyklus.

>> Der Weg

Meine Menopause begann vor fünf Jahren mit heftigen Menstruationsbeschwerden inklusive Fiebers und gleichzeitig kürzer werdenden Zyklen. **Damit verbunden litt ich mindestens ein- bis zweimal pro Monat unter starken *Herpes-simplex*-Infektionen mit bis zu zehn kleinen Herden über Ober- und Unterlippen sowie um und in der Nase.** Eine Therapie mit Virostatika durch meinen Hausarzt mit einer täglichen Einnahme über zwei Jahre hatte auch nicht die gewünschte Wirkung. Nach dem Absetzen der Medikation kamen die Schübe wieder. Ich **begann, nach Therapiealternativen zu suchen, und stieß auf die essenzielle Aminosäure L-Lysin und ihre potenziell positive Auswirkung auf *Herpes simplex*.** Ich ernährte mich zu diesem Zeitpunkt seit zehn Jahren vegan und nahm dadurch generell weniger von der Aminosäure auf.

>> Der Erfolg

Ich besorgte mir L-Lysin als Nahrungsergänzungsmittel, sprach aber erst darauf an, als ich das Aminosäure-Präparat von Biogena einnahm. Ich begann 2017, das L-Lysin 500 einzunehmen, zuerst hoch dosiert, und senkte die Dosierung nach drei Monaten auf 1 g täglich. **Zusätzlich nahm ich noch die Präparate Multispektrum 24/7® und Ester-C® Gold ein sowie über die Wintermonate die Vitamin D_3 Tropfen und BromeZym® Zink 10.** Diese Kombination hat dazu geführt, dass **seither keinerlei Rückfälle** mehr aufgetreten sind und Virostatika nie wieder nötig waren – unglaublich. Mein Rauchstopp 2019 sowie der Verzicht auf stark argininreiche Lebensmittel wie Kürbiskerne und Hanfprotein haben ebenfalls geholfen.

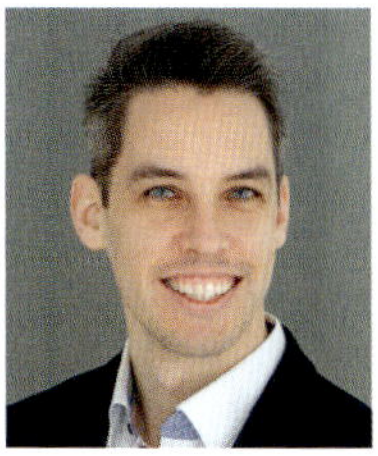

Georg Hofstätter, MSc

Ernährungswissenschaftler und Mitglied des MIRACON-Science-Wissenschaftsteams

>> Die wissenschaftliche Einschätzung
von Georg Hofstätter, MSc

L-Lysin wird bei einer *Herpes-simplex*-Infektion therapeutisch eingesetzt. Die Wirkung beruht laut derzeitigem Stand auf einer dadurch reduzierten Aufnahme von L-Arginin, da L-Lysin die Resorption von L-Arginin reduziert. Dadurch zeigt sich ein selteneres Wiederauftreten von *Herpes simplex* labialis. Zink unterstützt die Wundheilungsprozesse der Haut und proteolytische Enzyme unterstützen den Körper dabei, Entzündungen geregelt ablaufen zu lassen. Sie sind somit hilfreiche Stoffe und Co-Faktoren für das Schließen der Wunden durch Fieberblasen und die Neubildung von Gewebe.

Handlungsempfehlung

Check-ups	(Weitere Infos unter https://biogenadiagnostics.com)
Premium-Mikronährstoff-Check	

Mikronährstoffe	Produktempfehlungen
L-Lysin	**L-Lysin 500**
B-Vitamine, Vitamine C, E, K_1, D_3, Calcium, Magnesium, Zink, Eisen, Mangan, Kupfer, Jod, Selen, Molybdän, Chrom, Heidelbeer-Extrakt, Coenzym Q10, Beta-Carotin, Lutein, Lycopin	**Multispektrum 24/7®**
Vitamin C, Extrakte aus Holunderblüten und Traubenkernen, Quercetin	**Ester-C® Gold**

Lifestylemodifikationen

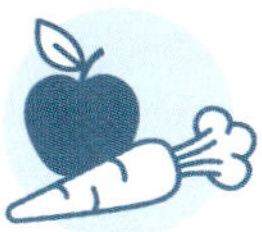

Der Verzehr von Lebensmitteln reich an L-Arginin steht Studien zufolge im Zusammenhang mit dem Wiederauftreten von *Herpes simplex* labialis. Aus diesem Grund sollten Fleisch, Nüsse und Hülsenfrüchte weitgehend vermieden werden.

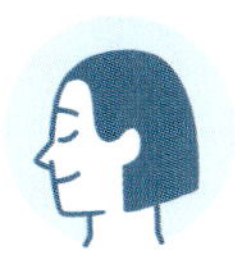

Stress ist einer der Hauptfaktoren für einen *Herpes*-Ausbruch und der Bildung von Fieberblasen. Psychischer Stress und Angst können das Immunsystem ganz schön durcheinanderbringen. Das Immunsystem schafft es dadurch zeitweise nicht mehr, das *Herpes-simplex*-Virus (HSV) zurückzudrängen; Fieberblasen entstehen. Deswegen sind regelmäßige Entspannung und ausreichender Schlaf besonders wichtig.

PFEIFFERSCHES DRÜSENFIEBER

Schwaches Immunsystem

Viktoria
23 Jahre

>> Die Geschichte

Im Dezember 2019 erwischte es mich. **Ich erkrankte am Pfeifferschen Drüsenfieber.** Anfänglich nahm ich die Erkrankung noch auf die leichte Schulter, mir ging es zu diesem Zeitpunkt auch nicht so schlecht. **Als sich dann aber meine Blutwerte verschlechterten, die Entzündungswerte plötzlich drastisch in die Höhe schnellten und ich auch noch eine Sekundärinfektion bekam, ging es mit meinem Gesundheitszustand rapide bergab.** Ich schlief 23 Stunden am Tag, konnte kaum etwas essen und war sehr schwach. Die mir verschriebenen Antibiotika brachten keinerlei Besserung. Mir ging es mittlerweile sehr schlecht. Besonders meine Mutter war völlig verzweifelt und wollte mich aus Sorge sogar mehrfach ins Krankenhaus einliefern lassen.

>> Der Weg

Das nahende Weihnachtsfest machte die Situation für meine Familie noch schlimmer; alle waren in großer Sorge wegen meines schlechten Zustands. **In ihrer Verzweiflung bat meine Mutter unseren Hausarzt Dr. Markus Kemper um Hilfe, der mich und meinen Körper mit einer durchdachten Mischung aus mehreren Präparaten von Biogena unterstützen wollte.** Er empfahl mir die Einnahme von diversen Produkten von Biogena, darunter ImmunoMyk®, Ester-C® Gold, Omega 3 duo, Coenzym Q10 120 mg bioident und der Betaglucan Formula, die ich dann je nach Präparat morgens, mittags und/oder abends einnahm. **Die verschiedenen Präparate sollten nicht nur mein Immunsystem stärken, sondern auch gegen die Entzündungen wirken,** mit denen mein Körper zu kämpfen hatte.

>> Der Erfolg

Nach der Einnahme der diversen Mikronährstoffpräparate ging es mit meiner Gesundheit dermaßen schnell aufwärts, dass ich völlig überrascht war. **Plötzlich war ich nach drei oder vier Tagen wieder fit, obwohl ich kurz davor wochenlang unter den Auswirkungen des Pfeifferschen Drüsenfiebers litt.** Ich konnte nicht nur wieder normal Nahrung zu mir nehmen, sondern auch für mehrere Stunden durchschlafen und auch meine Sekundärinfektion verschwand sehr rasch. Dr. Kemper war ebenfalls begeistert von den niedrigen Entzündungswerten, die sich beim nächsten Blutbild zeigten. Wenn ich daran zurückdenke, wie es mir noch zu Beginn der Erkrankung ging, war das Weihnachtsfest 2019 für mich ein ganz besonderes.

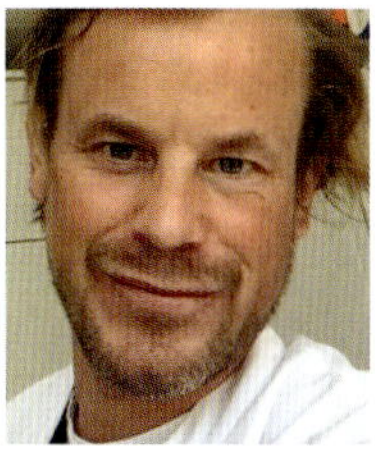

Dr. med.
Markus Kemper

Arzt für Allgemeinmedizin und für Gesundheitsförderung und Prävention,
80935 München, Deutschland

>> Die medizinische Einschätzung
von Dr. med. Markus Kemper

Das Pfeiffersche Drüsenfieber wird durch den Epstein-Barr-Virus hervorgerufen und fast jeder steckt sich im Laufe seines Lebens damit an. Oft bricht die Krankheit nicht aus oder verläuft unbemerkt. Das Immunsystem hat dabei die Rolle, den Virus unter Kontrolle zu bringen und die Symptome abklingen zu lassen. Das Immunsystem in dieser Situation zu stärken, ist eine gute Möglichkeit, um wieder zu alter Form zu finden. Vitalpilze, die reich an Betaglucanen sind, haben eine immunstärkende Wirkung und unterstützen das Immunsystem bei der Bekämpfung des Virus. Auch Coenzym Q10 steigert die Phagozytose der Makrophagen, unterstützt dadurch das Immunsystem und ist essenziell für den zellulären Energiehaushalt. Ungesättigte Fettsäuren, wie Omega-3-Fettsäuren, sind die Gegenspieler zu Omega-6-Fettsäuren und stellen ein Gleichgewicht im Entzündungsgeschehen her. Vitamin C ist bekanntermaßen der wichtigste Partner für ein effektiv arbeitendes Immunsystem.

Handlungsempfehlung

Check-ups	(Weitere Infos unter https://biogenadiagnostics.com)
EBV-Antikörper-Test, Omega-3-Test, Großes Blutbild	

Mikronährstoffe	Produktempfehlungen
Pilz-Extrakte, Zink	ImmunoMyk®
Vitamin C	Ester-C® Gold
Omega-3-Fettsäuren und Vitamin E	Omega 3 duo
Coenzym Q10	Coenzym Q10 120 mg bioident
Betaglucan, Vitamin C und Zink	Betaglucan Formula

Lifestylemodifikationen

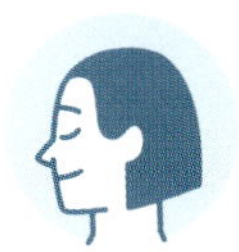

Vieles deutet darauf hin, dass psychischer Stress und auch Angst unser Immunsystem ganz schön durcheinanderbringen. Damit der EBV unter Kontrolle bleibt sollte man aber eine Schwächung des Immunsystems vermeiden. Achten Sie auf ausreichend Schlaf, sorgen Sie für Entspannung und gönnen Sie sich täglich Ihre Portion Ruhe. Wie wäre es mit einer täglichen Meditation oder Yoga? Damit tun Sie nicht nur Ihrem Geist etwas Gutes, sondern unterstützen auch Ihr Immunsystem.

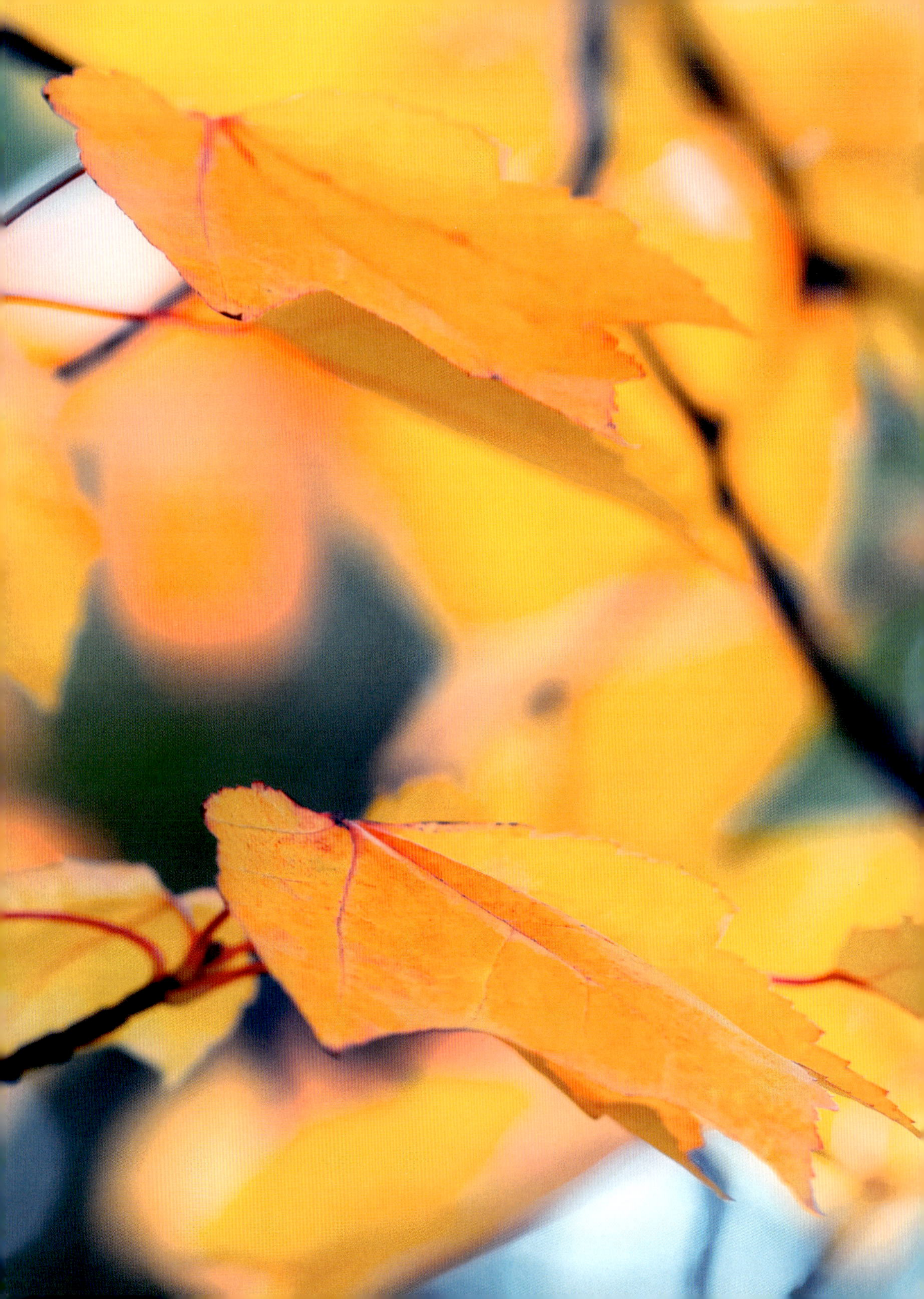

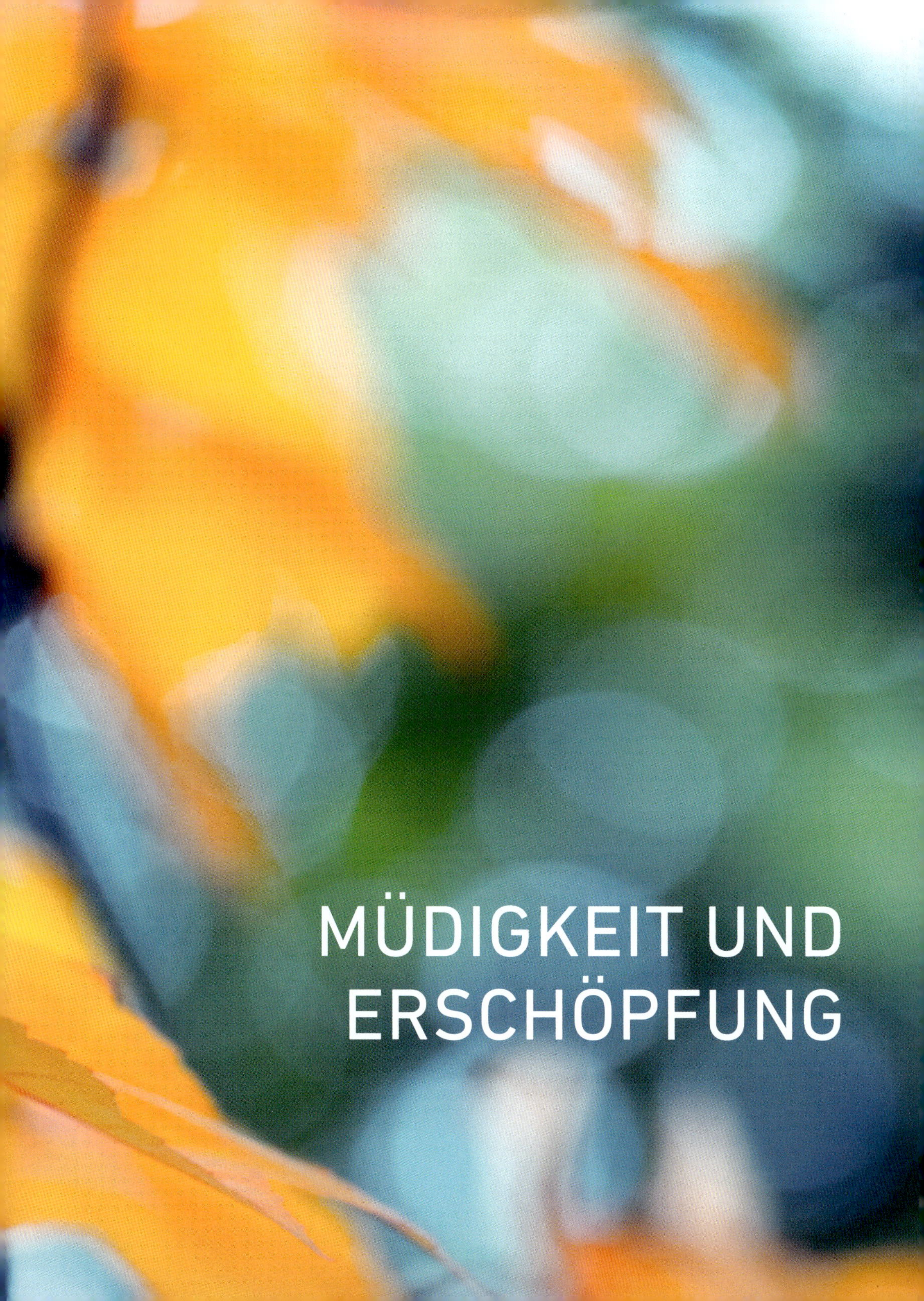

MÜDIGKEIT UND ERSCHÖPFUNG

CHRONISCHE MÜDIGKEIT

Langsamer Stoffwechsel, verminderte Leistungsfähigkeit

Ziad

46 Jahre

>> Die Geschichte

Vor ein paar Jahren **litt ich über einen längeren Zeitraum unter einer chronischen Müdigkeit und einem langsamen Stoffwechsel,** die nicht nur meinen Alltag stark beeinträchtigten, sondern auch meine Leistungsfähigkeit verminderten. Das wirkte sich auf mehrere Lebensbereiche negativ aus und beeinflusste auch meine Lebensqualität. Dabei fühlte ich mich **die meiste Zeit einfach nur schwach, müde und antriebslos. Beim Sporttreiben machte sich dieser Zustand ebenfalls bemerkbar.** Ich konnte einfach nicht die Leistung erbringen, wie ich es vorher konnte. Auch danach fühlte mich nicht energiegeladen wie sonst, sondern einfach noch müder und ausgelaugter. Ich wusste, dass es Zeit zu handeln war.

>> Der Weg

Über meinen **Therapeuten Marius** kam ich zum ersten Mal in Berührung mit der Marke Biogena. Anhand meiner verschiedenen Symptome **empfahl** er **mir die Einnahme diverser Mikronährstoffpräparate, darunter Omega 3 forte 700, Ester-C® Gold, Coenzym Q10 active Gold, Leber Galle Formula und Protein CS 156/18** über einen Zeitraum von 8 Monaten. Ich nahm die Präparate fortan auf täglicher Basis und bemerkte einen merklichen **Erfolg bereits nach 4–6 Monaten nach der Einnahme der diversen Präparate.** Nach und nach ging es mir immer besser, sodass ich es gar nicht glauben konnte, wie gut ich mich wieder fühlte und wie schlecht es mir vorher eigentlich ging.

>> Der Erfolg

Meine Geschichte zeigt ganz klar, wie wichtig eine ausreichende Versorgung mit Mikronährstoffen ist und wie der Körper auf Mangelzustände reagieren kann. Ich habe einfach viel zu lange nicht auf die Bedürfnisse meines Körpers gehört und Symptome wie die chronische Müdigkeit einfach auf die leichte Schulter genommen. Ich würde jedem anderen raten, regelmäßig Mikronährstoffanalysen durchzuführen und darauf zu achten, dass es dem eigenen Körper an nichts fehlt. Ich würde die Produkte von Biogena auch jederzeit jedem meiner Bekannten weiterempfehlen. Nur so können wir gesund durchs Leben gehen und auch im Berufsleben die Performance bringen, die wir uns wünschen.

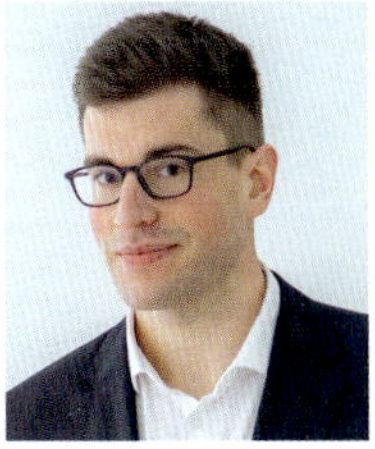

Michael Wäger, BSc, MSc

Biochemiker, Ernährungswissenschaftle und Leiter des MIRACON-Science-Wissenschaftsteams

>> Die wissenschaftliche Einschätzung
von Michael Wäger, BSc, MSc

Sport, Beruf und Stress sind Situationen, die den Bedarf an verschiedensten Stoffen im Körper erhöhen können. Eine Mikronährstoffanalyse ermöglicht es festzustellen, wo man steht und wie gut der Körper versorgt ist. Die ausreichende Versorgung mit Makro- und Mikronährstoffen ist ein Hebel mit großer Wirkung. Der Körper muss weniger kompensieren und kann sich besser auf Situationen mit erhöhtem Bedarf einstellen. Stoffe aus der Artischocke, Mariendistel, Ingwer und Löwenzahn unterstützen den Stoffwechsel der Leber, die für die Entgiftung und den Fettabbau eine zentrale Rolle spielt, und auch dazu beiträgt, die Fähigkeit des Verdauungssystems zu verbessern, zusätzlich. Füllt man Nährstofflücken auf, wird es der Körper mit mehr Energie und Antrieb danken.

Handlungsempfehlung

Check-ups (Weitere Infos unter https://biogenadiagnostics.com)
Premium-Mikronährstoff-Check, Premium-All-in-Check, Deep Dive Health Package für den Mann

Mikronährstoffe	Produktempfehlungen
Fischöl und Vitamin E	Omega 3 forte 700
Vitamin C, Holunderblüten-Extrakt, Quercetin und Traubenkern-Extrakt	Ester-C® Gold
Ubiquinol und Vitamin C	Coenzym Q10 active Gold
Artischockensaft-Pulver, Lecithin und Extrakte aus Mariendistel, Ingwer und Löwenzahn	Leber Galle Formula
Eiweißkonzentrat mit Vitaminen und Mineralstoffen	Protein CS 156/18

Lifestylemodifikationen

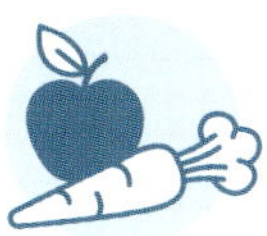

Eine ausgewogene und abwechslungsreiche Ernährung ist erstrebenswert, wobei die Nährstoffdichte im Vordergrund steht. Sie beschreibt, wie viele Mikronährstoffe pro Kilokalorie in einem Lebensmittel enthalten sind. Obst, Gemüse, Hülsenfrüchte, Kartoffeln und Vollkornprodukte haben die höchste Nährstoffdichte. Versuchen Sie also, Ihren Speiseplan bunt und abwechslungsreich zu gestalten und mit nährstoffreichen Lebensmitteln zu füllen.

BURN-OUT

Erschöpfung, Stress, Energielosigkeit

Anna
24 Jahre

>> Die Geschichte

Als junge, selbstständige Leiterin eines Hotels mit 50 Zimmern sind meine Arbeitstage lang und stressig. Ich bin aufgewachsen in einem familiären Betrieb, den ich dann übernommen habe, und bin diese Art von Arbeitsalltag gewöhnt. Das Stresslevel war seit jeher hoch, aber anfangs konnte mein Körper noch gut damit umgehen. **Nach meiner Schwangerschaft und einer überstandenen Coronainfektion sank mein Energielevel zunehmend und ich fühlte mich ausgebrannt** – ein Zustand, der sich immer weiter verschlimmerte. Ich hatte Probleme, in der Früh aufzustehen, und diese **Kraftlosigkeit begleitete mich den ganzen Tag.** Meine Energielosigkeit machte sich bei jeder Gelegenheit bemerkbar und erschwerte mir die einfachsten Tätigkeiten.

>> Der Weg

Ich **wandte mich vertrauensvoll an meinen Cousin, einen Ernährungswissenschaftler,** um mögliche Gründe für meine Energielosigkeit herauszufinden. Ich hoffte, dass er mir mit seinem ernährungsmedizinischen Wissen weiterhelfen kann, und nach einigen Gesprächen **empfahl er mir, mein Blut zu testen** und nachzusehen, wie es um meinen Eisenhaushalt steht. Der Verdacht eines möglichen Eisenmangels lag nahe, vor allem meine Kraftlosigkeit deutete darauf hin. Tatsächlich **zeigte sich ein sehr niedriger Eisenwert bei meinem Bluttest. Ich begann daraufhin, Biogena QuattroFerrin® 21 einzunehmen,** um meinen Eisenwert zu steigern, sowie ein **zusätzliches Präparat namens fit@work® Basic** mit Maca-Extrakt und B-Vitaminen, um meinen Körper bei meiner stressigen Arbeit zu unterstützen.

>> Der Erfolg

Nach 1–2 Wochen merkte ich schnell eine deutliche Verbesserung meines Allgemeinzustandes. Ich spürte förmlich, wie die Energie wieder zurückkehrförmlich, und auch die Kraftlosigkeit besserte sich stark. Seither kann ich wieder täglich aus dem Vollen schöpfen und mit Elan in den Tag starten. Ich bin so froh, letztlich eine so schnelle und einfache Lösung für mein Problem gefunden zu haben, und bin begeistert von der Wirkung von Mikronährstoffen. Ich nehme diese zwei Präparate seither täglich, fühle mich super und kann auch den immer wieder auftretenden Krisen, denen man sich in einem gastronomischen Betrieb stellen muss, mit voller Kraft die Stirn bieten.

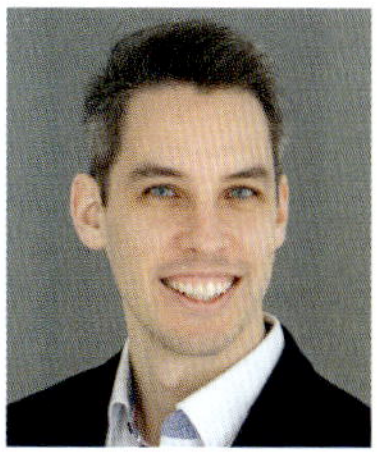

Georg Hofstätter, MSc

Ernährungswissenschaftler und Mitglied des MIRACON-Science-Wissenschaftsteams

>> Die wissenschaftliche Einschätzung
von Georg Hofstätter, MSc

Ein Eisenmangel entsteht nicht von heute auf morgen. Auch wenn man seinen Eisenstatus im Blut erheben lässt, wird ein sich ankündigender Eisenmangel oftmals noch nicht erkannt. Der Körper vermag mit seinem Eisenspeicher (Ferritin), eine Eisenunterversorgung lange zu kompensieren, jedoch neigen sich die Speicher irgendwann dem Ende zu. Ziel ist es, eine Unterversorgung frühzeitig festzustellen. Dazu kann man sich zum Beispiel den Verlauf des Ferrtin-Spiegels der letzten Bluttests ansehen, wenn man welche gemacht hat. Möchte man seine Eisenzufuhr mit einem Eisenpräparat erhöhen, sollte man die Qualität und Verträglichkeit des Eisens beachten. Pflanzliche Eisenrohstoffe sind besonders gut verträglich und es gibt mittlerweile einige Quellen, wie Curryblatt, Pilz oder Buchweizen, die eine hohe Bioverfügbarkeit aufweisen.

Handlungsempfehlung

Check-ups	(Weitere Infos unter https://biogenadiagnostics.com)
Eisenmangel-Check, Premium-Mikronährstoff-Check, All-in-Check, Deep Dive Health Package für die Frau	

Mikronährstoffe	Produktempfehlungen
4 Eisenverbindungen und Camu-Camu-Extrakt	**QuattroFerrin® 21**
Riboflavin (Vitamin B_2), Vitamin B_6, Folsäure, Vitamin D_3, Vitamin B_{12}, Kalium, Magnesium, Zink (als Zinkpicolinat), Selen und Maca-Extrakt	**fit@work® Basic**

Lifestylemodifikationen

Für viele Menschen dürfen Getränke wie Kaffee und Grün- oder Schwarztee im Alltag nicht fehlen. Gerade Frauen mit unentdecktem Eisenmangel greifen besonders gerne zu den koffeinhaltigen Getränken. Die beliebten Muntermacher enthalten Polyphenole, die zwar einen hohen gesundheitlichen Nutzen haben, aber auch die Eisenresorption beeinträchtigen können.

Tipp: Achten Sie auf einen Abstand von 2–3 Stunden zwischen der Einnahme von Eisensupplementen und dem Konsum von Kaffee oder Tee.

CHRONISCHER ZINKMANGEL

Müdigkeit, Haarprobleme

Sabine

49 Jahre

>> Die Geschichte

Ein Zinkmangel war bei mir schon längere Zeit ein Thema. Vor etwa zweieinhalb Jahren hat sich zum ersten Mal ein Mangel an diesem Spurenelement im Blutbild gezeigt. Trotz der regelmäßigen Einnahme von Zink am Abend hat sich mein Zinkspiegel im Blut einfach nicht erhöht. **Ich habe es körperlich auch gemerkt. Ich war ständig müde und habe mich einfach nicht so fit gefühlt.** Wenn man einen genaueren Blick auf das Spurenelement wirft, macht das auch Sinn, ist Zink doch eine wichtige Komponente von 300 Enzymsystemen in unserem Körper und unterstützt dabei nicht nur diverse Funktionen des Immunsystems, sondern auch jene von Haut, Haaren und Nägeln.

>> Der Weg

Auf Anraten eines Bekannten ließ ich im Biogena Diagnostics Point erneut eine Blutanalyse machen, um meinen aktuellen Mikronährstoffstatus zu ermitteln. Es zeigte sich wieder ein Zinkmangel, woraufhin ich auf Empfehlung meines Bekannten begann, das Produkt DreiSalz® Zink 9 mg einzunehmen. Zuerst dreimal täglich drei Kapseln für zwei bis drei Wochen und danach zwei Kapseln dreimal täglich, um meinem Mangel effizient entgegenzuwirken. Dabei handelt es sich um eine Kombination von gleich drei organischen Zinkverbindungen (Zinkpicolinat, Zinkmalat und Zinkbisglycinat) mit guter Bioverfügbarkeit, die mir helfen sollten, meinen Zinkmangel so schnell wie möglich zu beheben um mich rasch besser zu fühlen.

>> Der Erfolg

Nach der regelmäßigen Zinkeinnahme habe ich ca. zwei bis drei Wochen später den Erfolg nicht nur gespürt, sondern auch im Blutbild sehen können. Mein Zinkspiegel stieg sichtlich an. Gesundheitlich geht es mir seither auch viel besser, das merke ich in vielen Bereichen. **Die ständige Müdigkeit ist deutlich zurückgegangen und ich fühle mich viel fitter als davor. Auch bei meinen Haaren habe ich es bemerkt.** Sie sind einfach in einem viel besseren Zustand als zuvor. Mir ist eigentlich erst im Nachhinein so richtig bewusst geworden, wie sehr das Zink meinem Körper für viele Vorgänge gefehlt hat und wie viel besser es mir jetzt geht.

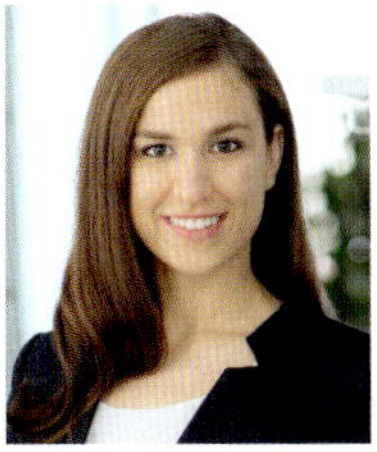

Mag. pharm. Ines Schachenhofer

Pharmazeutin und Mitglied des MIRACON-Science-Wissenschaftsteams

>> Die wissenschaftliche Einschätzung
von Mag. Pharm. Ines Schachenhofer

Zink ist ein Spurenelement, das besonders in der Erkältungszeit ein Thema ist. Dabei spielt Zink nicht nur für das Immunsystem eine wichtige Rolle, sondern ist ein Co-Faktor für etwa 150 Enzyme. Enzyme sind die Katalysatoren des Körpers, ohne die eine Vielzahl von Prozessen nicht stattfinden können. Das ist der Grund, warum Zink schließlich an so vielen Vorgängen beteiligt ist, unter anderem im Immunsystem, bei der Zellerneuerung, der Hormonbildung und dem antioxidativen System. Wird ein Zinkmangel festgestellt, sollte deshalb entschlossen gegengesteuert und die Zinkzufuhr erhöht werden. Insbesondere bei einer fleischlosen Ernährung sollte man seinen Zinkstatus öfter messen lassen, da eine rein pflanzliche Ernährung die Zufuhr an Zink tendenziell senkt. Das liegt an einer schlechteren Bioverfügbarkeit von Zink in phytinsäurehaltigen Pflanzen und dem hauptsächlichen Vorkommen von Zink in den Randschichten von Getreide, wodurch der Zinkgehalt mit zunehmenden Ausmahlungsgrad sinkt.

Handlungsempfehlung

Check-ups	(Weitere Infos unter https://biogenadiagnostics.com)
Premium-Mikronährstoff-Check	

Mikronährstoffe	Produktempfehlungen
Zink	**DreiSalz® Zink 9 mg**

Lifestylemodifikationen

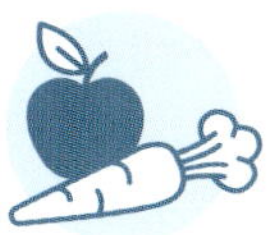

Eine ausgewogene und gesunde Ernährung mit viel frischem Obst und Gemüse versorgt den Körper mit essenziellen Vitaminen und Mineralstoffen. Viele Lebensmittel gelten dabei als gesunde Zinklieferanten, darunter Vollkornprodukte, Spinat, Haferflocken und Weizenkeime.

SCHWINDELGEFÜHL

Müdigkeit, Taubheitsgefühl in Beinen und Gesicht

Zara

27 Jahre

>> Die Geschichte

Ich erinnere mich gar nicht mehr so genau daran, wann meine gesundheitlichen Probleme eigentlich begonnen haben. Ich muss aber etwa achtzehn Jahre alt gewesen sein, als ich zum ersten Mal unspezifische Symptome bemerkte. **Während des Tages überkam mich immer wieder plötzlicher Schwindel. Dieser führte dazu, dass ich sogar zwischenzeitlich nichts mehr sehen konnte und mir richtig übel wurde.** Besonders unangenehm war auch eine gewisse Taubheit, die sich in meinen Beinen und teils auch in meinem Gesicht breitmachte. Ich bemerkte diese Symptome besonders dann, wenn ich zu schnell aufstand, untertags zu lange auf den Beinen war, Sport trieb, aber auch wenn ich meine Periode hatte.

>> Der Weg

In der Schule und bei der Arbeit fühlte ich mich immer schläfrig und auch lethargisch. **Mich zu konzentrieren, war eine echte Herausforderung und führte oft zu Kopfschmerzen und Müdigkeit.** Einfache Aufgaben wie Abwaschen, Aufräumen und Treppensteigen fielen mir sehr schwer. Das hat mich auch beim Sport zurückgeworfen; ich musste mich nach jeder Übung hinsetzen und die Übungen oft auch vorzeitig abbrechen. Ich war einfach ratlos, denn ich aß und trank untertags genug. **Mein Personal Trainer bemerkte meine Energielosigkeit und dass mir oft schwindelig wurde und meine Beine schwach waren. Er empfahl mir das Präparat QuattroFerrin® 21, um meinen Beschwerden gegenzusteuern.**

>> Der Erfolg

Schon nach drei bis vier Tagen konnte ich den positiven Einfluss spüren, den QuattroFerrin® 21 auf mich hatte. Vorbei waren die Momente des Schwindels, als ich aufstand oder eine Treppe hinaufging. Auch das Gefühl der Taubheit in meinen Beinen war weg. Ich fühlte mich wacher und energiegeladener. Es fiel mir immer leichter, aus dem Bett zu kommen. Ich habe jetzt die Energie, nach der Arbeit auszugehen, anstatt mich ins Bett zu legen und fernzusehen. **Schwindel, Übelkeit und Taubheit während des Trainings kommen nur mehr selten vor. Im Allgemeinen ist auch meine Stimmung seither besser; ich bin weniger mürrisch und reizbar.**

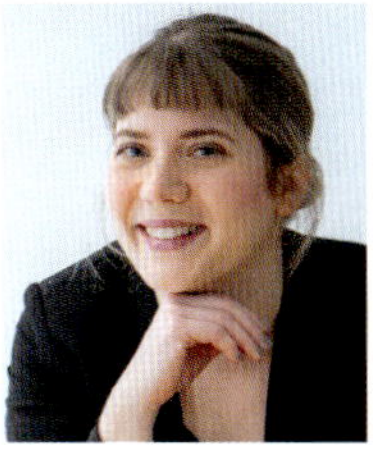

Natalie Lebner, MSc

Ernährungswissenschaftlerin und Mitglied des MIRACON-Science-Wissenschaftsteams

>> Die wissenschaftliche Einschätzung

von Natalie Lebner, MSc

Eisenmangel zählt zu den häufigsten Mangelerscheinungen weltweit mit einer Prävalenz in westlichen Ländern von bis zu 20 %. Da jede einzelne Zelle des Körpers auf Eisen angewiesen ist, kann ein Mangel dieses Spurenelements diverse Körpersysteme stören und dann zu der spezifischen Symptomatik führen, die auch Zara aufgewiesen hat. Bei QuattroFerrin® 21 handelt es sich um ein Eisenpräparat der neuen Generation, das aus vier unterschiedlichen Eisenquellen besteht und sich durch eine gute Verträglichkeit und sehr gute Aufnahme auszeichnet. Der einzigartige QuattroFerrin® Blend umfasst Eisen aus hochwertigem Curryblatt-Extrakt, dem Koji-Pilz *Aspergillus oryzae*, dem Aminosäurechelat Eisenbisglycinat aus organischer Quelle und einem neuartigen Eisenrohstoff in einer Pyrophosphat-Verbindung.

Handlungsempfehlung

Check-ups	(Weitere Infos unter https://biogenadiagnostics.com)
Blutanalyse: Premium-Mikronährstoff-Check, Premium-All-in-Check, Deep Dive Health Package für die Frau	

Mikronährstoffe	Produktempfehlungen
4 verschiedene Eisenverbindungen und Vitamin C	**QuattroFerrin® 21**

Lifestylemodifikationen

Menschen mit unentdecktem Eisenmangel fühlen sich oft müde und trinken gerne koffeinhaltige Getränke, um der Müdigkeit entgegenzuwirken. Die beliebten Muntermacher enthalten allerdings Polyphenole, die zwar einen hohen gesundheitlichen Nutzen haben, aber auch die Eisenresorption beeinträchtigen können. Achten Sie daher bei der Einnahme von Eisensupplementen auf einen Zeitabstand von zwei bis drei Stunden.

LEISTUNGSDRUCK

Beruflicher Stress, Long-COVID

Shenan
57 Jahre

>> Die Geschichte

Ich habe mich in der Vergangenheit nie wirklich mit Nahrungsergänzungsmitteln beschäftigt, weil ich mich ohnehin gesund ernähre und nicht das Gefühl hatte, dass meinem Körper etwas fehlte. **Als erfolgreiche Frau und Perfektionistin, die mit beiden Beinen fest im Leben steht und gerne viel arbeitet und auch leistet, merkte ich aber, dass es mir nach besonders hektischen Phasen in meinem Beruf an Ruhe fehlte und ich zum Teil unter massiver Erschöpfung litt.** Arbeitstage mit bis zu elfeinhalb Stunden Online-Unterricht fast ohne Pausen waren keine Seltenheit – und das mit 57 Jahren. Nach einer unbemerkten Infektion mit dem Coronavirus beobachtete ich auch unspezifische Symptome an mir, wie Haarausfall, Kopfschmerzen, vermehrtes Schwitzen und Muskelschmerzen.

>> Der Weg

Als eine Mitarbeiterin von Biogena an meinem Englisch-Kurs teilnahm und mir von den Mikronährstoffpräparaten dieser österreichischen Firma erzählte, war ich sofort bereit, in die Welt der Nahrungsergänzungsmittel einzutauchen. Ich suchte den Biogena-Store in Salzburg auf und ließ mich ausgiebig beraten. **Von da an gehörten diverse Mikronährstoffpräparate zu meiner täglichen Routine, darunter fit@work® Premium Gold, GABA 500, Vitamin C 750 C-L-A, Vitamin D_3 Tropfen und als tolle Basisversorgung auch Multispektrum 24/7® - bis Biogena Diamonds® gelaunched wurde.** Mittlerweile ist Biogena Diamonds® mein absoluter Favorit, dessen 44 High-End-Ingredients mich optimal versorgen.

>> Der Erfolg

Für mich ist mentale Disziplin und eine gesunde Lebensweise der Schlüssel zur Gesundheit und seitdem ich die Präparate von Biogena einnehme, sind Mikronährstoffe ein essenzieller Teil davon. Ich kann mir ein Leben ohne Biogena gar nicht mehr vorstellen und will es auch nicht. **Mir geht es einfach richtig gut. Ich bin der festen Überzeugung, dass ich meine diversen Tätigkeiten überhaupt nur deswegen so gut unter einen Hut bekomme und diese hohe Arbeitsmenge bewältigen kann, weil ich zusätzlich meine Mikronährstoffpräparate einnehme.** Wichtig ist es, Geduld zu haben, in die eigene Gesundheit zu investieren und auf den eigenen Körper zu hören. Es lohnt sich.

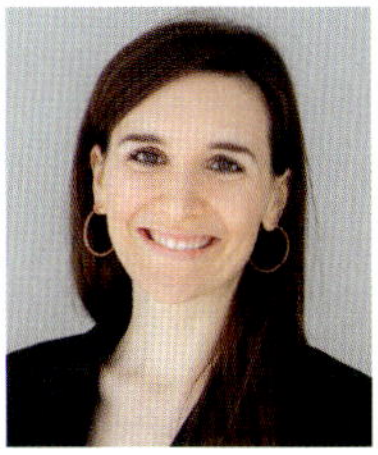

Julia Bintinger, MSc

Ernährungswissenschaftlerin und Mitglied des MIRACON-Science-Wissenschaftsteams

>> Die wissenschaftliche Einschätzung
von Julia Bintinger, MSc

Stress, vor allem wenn es sich um chronischen handelt, verlangt uns auf täglicher Basis einiges ab. Das sieht man auch an der Geschichte von Shenan, die aufgrund ihres hohen Arbeitsaufwandes unter massiver Erschöpfung litt und ihre Wochenenden primär damit verbracht hat, sich von der stressigen Arbeitswoche zu erholen und Ruhe und Entspannung zu suchen. Bei chronischem Stress ist es wichtig, unseren Körper gezielt mit Mikronährstoffen zu unterstützen, um das Beste aus uns rausholen zu können. Eine ausreichende Grundversorgung mit allen Vitaminen und Mineralstoffen sollte daher an erster Stelle stehen, um den hektischen Alltag bestmöglich bewältigen zu können.

Handlungsempfehlung

Check-ups	(Weitere Infos unter https://biogenadiagnostics.com)
Bluanalyse: Premium-Mikronährstoff-Check, Premium-All-in-Check, Deep Dive Health Package für die Frau	

Mikronährstoffe	Produktempfehlungen
13 Vitamine, Mineralstoffe und Coenzym Q10	fit@work® Premium Gold
GABA (Gamma-Aminobuttersäure)	GABA 500
27 Vitamine, Mineralstoffe, Vitalstoffe	Multispektrum 24/7®
Vitamin C	Vitamin C 750 C-L-A
Vitamin D_3	Vitamin D_3 Tropfen
44 Vitamine, Mineralstoffe und Vitalstoffe	Biogena Diamonds®

Lifestylemodifikationen

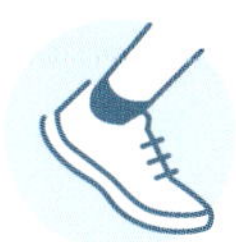

Sport und Bewegung können eine wichtige Säule in der Bewältigung von Stress darstellen und helfen den Kopf freizubekommen. Dabei sollte darauf geachtet werden nicht zu intensiven Sport zu betreiben, da dieser den Körper zusätzlich stressen kann. Am besten ist Bewegung draußen in der Natur, denn Bäume geben natürlich Stoffe ab, die sich beruhigend auf den Körper auswirken können.

ENERGIELOSIGKEIT

Müdigkeit, Verdauungsbeschwerden

Jamil
29 Jahre

>> Die Geschichte

Es ist einige Jahre her, dass meine Probleme begannen: **Ich war ständig müde, energielos und unkonzentriert.** Dadurch war ich auch regelrecht faul und konnte auch in meiner Freizeit nicht viel unternehmen, weil mir einfach die Energie und die Motivation fehlten. Mein Gesundheitszustand färbte auf meinen Alltag ab und ließ mich mein Leben nicht so leben, wie ich es gerne wollte. **Doch nicht nur das. Ich fühlte mich matt, aber auch schwach und aufgebläht.** Das wirkte sich auch auf mein Gemüt aus. Ich spürte ganz klar, dass mein Körper einfach nicht im Einklang war und auch meine Verdauung nicht so funktionierte, wie sie sollte.

>> Der Weg

Vor ein paar Jahren suchte ich meinen Therapeuten Marius auf, der mich in die Welt der Nahrungsergänzungsmittel von Biogena einführte. Ich war sofort begeistert. Er informierte mich über die einzelnen Produkte, die Biogena zu bieten hat, und speziell jene, die mich unterstützen und von denen mein Körper profitieren könnte. Marius stellte mich auf ein spezielles Programm ein, bei dem ich drei Monate lang eine Kombination von bestimmten Nahrungsergänzungsmitteln von Biogena einnahm. **Durch die Integration von Mikronährstoffen in meine Routine sollten sich nicht nur meine Gesundheit im Generellen, sondern auch meine Verdauung, meine Energie und auch meine Konzentration verbessern.**

>> Der Erfolg

Die von Marius empfohlene Mikronährstofftherapie dauerte insgesamt drei Monate und hatte einen sehr positiven Effekt auf meine Gesundheit. **All meine Probleme, sei es die chronische Müdigkeit oder meine Energielosigkeit, haben sich quasi in Luft aufgelöst. Auch meine Verdauung hat die Einnahme der verschiedenen Nahrungsergänzungsmittel stark gebessert und es fällt mir auch viel leichter, mich zu konzentrieren.** Das war vor einiger Zeit noch ganz anders. Seitdem ich das Programm befolge, das Marius für mich aufgestellt hat, fühle ich mich einfach großartig und habe auch meine Lebensqualität wiedergefunden. Der Alltag stellt für mich jetzt einfach keine Herausforderung mehr dar, sondern lässt sich leicht bewältigen.

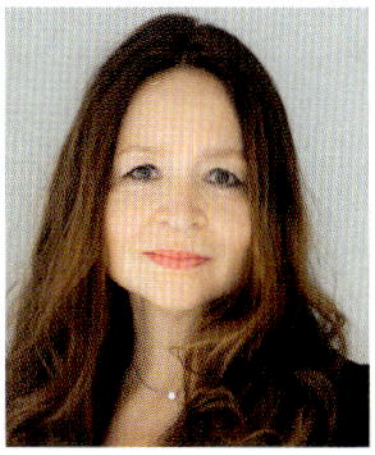

Mag. Diana Apflauer

Ernährungswissenschaftlerin und Mitglied des MIRACON-Science-Wissenschaftsteams

>> Die wissenschaftliche Einschätzung
von Mag. Diana Apflauer

Wenn Müdigkeit und Energielosigkeit häufiger auftreten, kann ein Mikronährstoffmangel dahinterstecken. Aus diesem Grund ist es so wichtig, den Mikronährstoffstatus im Blut regelmäßig analysieren zu lassen. So kann man Defizite leicht aufdecken und durch gezielte Supplementierung behandeln. Der Vitalstoff Coenzym Q10 befindet sich in Organen wie Gehirn, Herz, Niere, Leber und der Muskulatur, die allesamt viel Energie benötigen. Vitamin D_3, Vitamin K_2 und Magnesium gelten als essenzielle Mitspieler im Immunsystem und Pflanzenextrakte aus Guarana, Maca und Ginsengwurzel unterstützen die körperliche und mentale Leistungsfähigkeit und die Vitalität. Für die Darmgesundheit hingegen sind Probiotika und Präbiotika essenziell.

Handlungsempfehlung

Check-ups	(Weitere Infos unter https://biogenadiagnostics.com)
Premium-Mikronährstoff-Check, Deep Dive Health Package für den Mann	

Mikronährstoffe	Produktempfehlungen
Ubiquinol und Vitamin C	Coenzym Q10 active Gold
Verdauungsenzymkomplex	DigestioCym® 200 vegan
Ballaststoffe	ColonBalance®
Artischockensaft-Pulver, Lecithin und Pflanzenextrakte für die Leber	Leber Galle Formula
Lacto- und Bifidobakterien	Omni Lactis® 20 Gold
Mikronährstoffe für die Darmschleimhaut	Mucosa Formula®
Sieben Kräuter- und Pflanzenextrakte für den Darm	AC7 Komplex

Lifestylemodifikationen

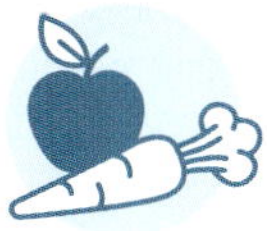

Ziel ist es, ein günstiges Umfeld zu schaffen, in dem Lacto- und Bifidobakterien gedeihen können. Kreuzblütler und Gemüse reich an Polyphenolen wie gedünstetes Rotkraut und Rosenkohl, Brokkoli, Sellerie, Karotten, Sauerkraut, Kimchi und täglich Knochenbrühe, die reich an Aminosäuren (Prolin, Glycin und L-Glutamin) ist, sorgen dafür, dass Probiotika sich wohlfühlen. Zusätzlich ist es sinnvoll, salz- und fettreiche sowie saure Lebensmittel zu meiden, um den Darm zu entlasten.

CHRONISCHE ERSCHÖPFUNG

Müdigkeit

Marlene

36 Jahre

>> Die Geschichte

Müde ist jeder Mensch hin und wieder, vor allem wenn man sich den stressigen Alltag von so manchem ansieht. Stress ist einfach überall. Auch das Berufsleben führt bei vielen zu chronischer Erschöpfung, das ist leider auch ein Problem unserer heutigen Gesellschaft. **Bei mir ging diese chronische Müdigkeit aber deutlich über ein normales Maß hinaus und beeinträchtigte mich und mein Leben stark.** Man fühlt sich, als könnte man untertags einfach nicht die Leistung geben, die man möchte, und merkt, dass der eigene Körper ständig Ruhe sucht. Ich war mir sicher, dass meinem Körper fehlte, und suchte nach einer Lösung.

>> Der Weg

Ich erzählte einer Bekannten von meinen Problemen, woraufhin sie mir zur Einnahme von Ester-C® Gold, einem Premium-Präparat von Biogena, riet. Vitamin C als Nahrungsergänzungsmittel war nicht neu für mich, da ich es schon oft zu mir genommen habe. Dass Vitamin C auch zu einer Verringerung von Müdigkeit und Ermüdung beiträgt und ein Mangel dieses Vitamins zu Müdigkeit und Leistungsschwäche führen kann, war mir nicht bewusst. **Ich habe bei der Einnahme von herkömmlichem Vitamin C anderer Nahrungsergänzungsmittelhersteller aber keine positiven Auswirkungen auf meine chronische Müdigkeit bemerken können.** Erst mit der Einnahme von Ester-C® Gold habe ich den Unterschied bemerkt, den hohe Qualität bei Mikronährstoffen ausmachen kann.

>> Der Erfolg

Der 24-Stunden-Verbleib von Ester-C® Gold hat in meinem Körper so einen Unterschied gemacht, dass ich gar nicht damit gerechnet hätte. Aus diesem Grund hat das Präparat auch eine bessere Aufnahme gegenüber normalem Vitamin C und sorgt für eine bessere Versorgung. **Ich nahm täglich eine Kapsel Ester-C® Gold ein und spürte innerhalb einer Woche einen Unterschied. Meine starke Müdigkeit verschwand und ich wurde von Tag zu Tag fitter** – ein Zustand, den ich gar nicht mehr kannte. Eine hohe Qualität ist bei vielen Sachen essentiell, so auch bei Nahrungsergänzungsmitteln. Das kann ich aus eigener Erfahrung mit Ester-C® Gold auf jeden Fall selbst bestätigen.

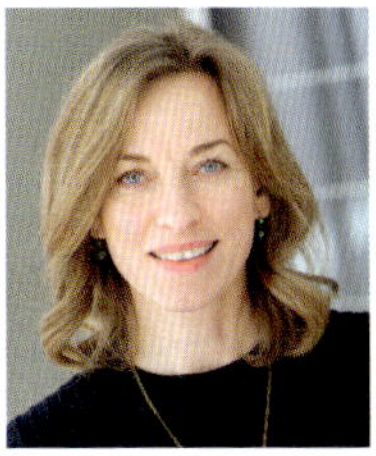

Mag. Kristiina Singer, MSc

Ernährungswissenschafterin und Mitglied des MIRACON-Science-Wissenschaftsteams

>> Die wissenschaftliche Einschätzung
von Mag. Kristiina Singer

Die ergänzende Einnahme von Vitamin C ist heutzutage üblich und sein Nutzen wird immer wieder in Frage gestellt. Die Art der Vitamin-C-Verbindung ist ein entscheidender Faktor dafür, dass der Körper das Vitamin C in ausreichender Menge aufnehmen und verarbeiten kann. Neue qualitativ hochwertige Vitamin-C-Verbindungen, wie an L-Threonat gebundenes Vitamin C, zeigen eine hohe Bioverfügbarkeit und eine längere Rückhaltezeit im Körper, wodurch Vitamin C über einen längeren Zeitraum kontinuierlich aufgenommen wird. Da Vitamin C an vielen physiologischen Prozessen beteiligt ist, kann die ergänzende Einnahme von Vitamin C dazu beitragen, Müdigkeit und Ermüdung zu verringern.

Handlungsempfehlung

Check-ups	(Weitere Infos unter https://biogenadiagnostics.com)
Premium-Mikronährstoff-Check, All-In-Check	

Mikronährstoffe	Produktempfehlungen
Vitamin C	Ester-C® Gold
Amla-Extrakt, Holunderbeeren-Extrakt und Vogelbeeren-Extrakt	Vitamin C Naturtrilogie®

Lifestylemodifikationen

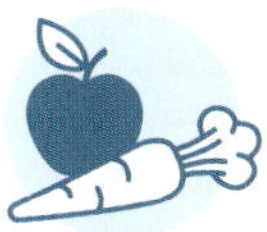

Besonders hohe Mengen an Vitamin C sind in Paprika, Brokkoli und grünem Blattgemüse zu finden oder in Früchten und Beeren, wie Kiwi, Zitrusfrüchten, Sanddorn und Acerolakirschen. Da Vitamin C aber sehr oxidationsempfindlich ist, können durch Lagerung und Verarbeitung erhebliche Mengen an Vitamin C verloren gehen. Selbst bei schonender Mahlzeitenzubereitung (niedrigere Kochtemperaturen, niedriger Verarbeitungsgrad usw.) kann man mit Verlusten von rund 30 % rechnen.

STICHWORTVERZEICHNIS

Gürtelrose (Herpes zoster) 24